食材1つ足すだけ

# お茶でかんたん 飲む薬膳

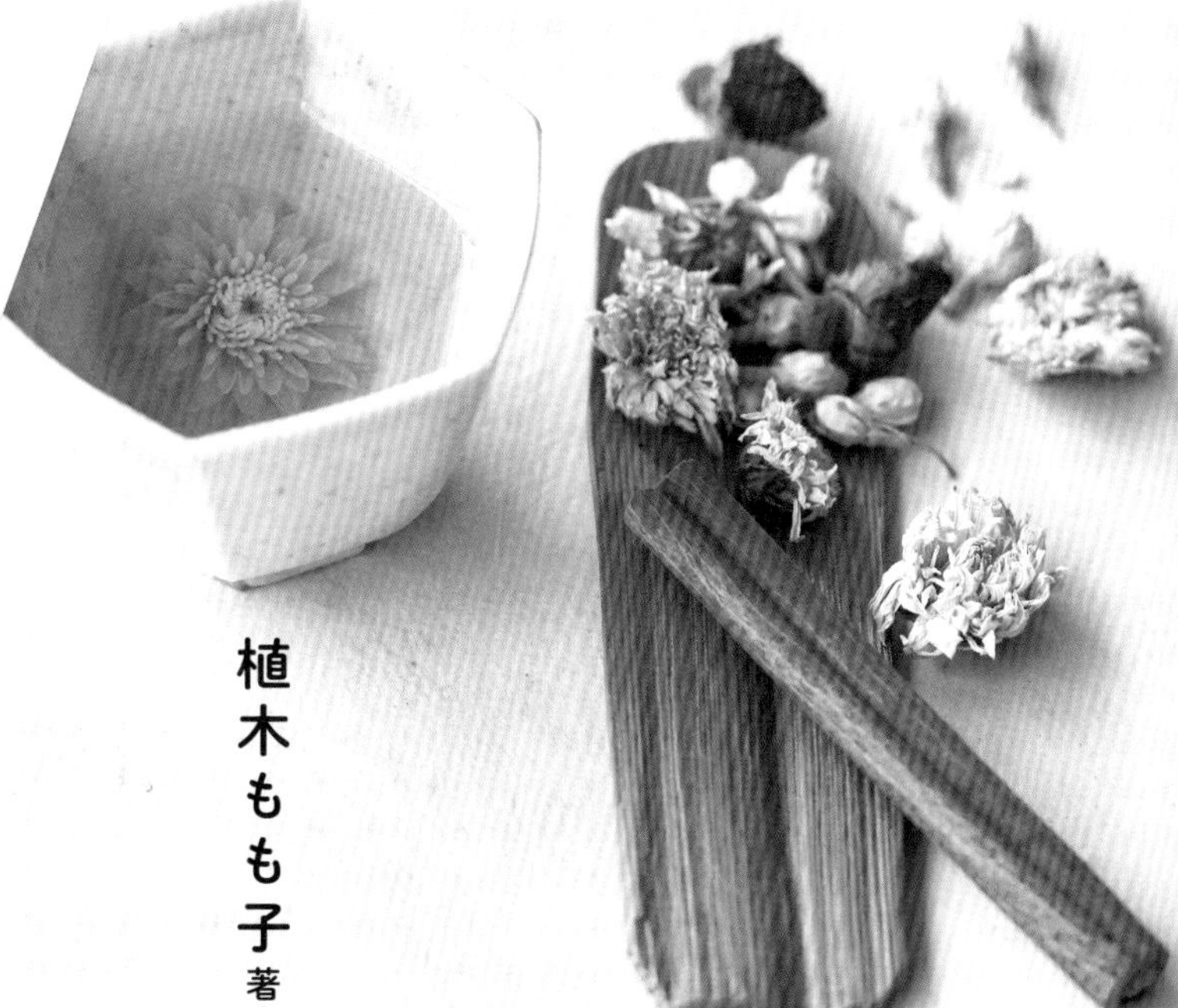

植木もも子 著

家の光協会

# はじめに

その昔、お茶は薬として飲まれていたといいます。中国では、薬用として栽培されていた歴史もあります。

日常的に飲まれるようになった今でも、お茶の効能は健在。体を温めたり冷やしたりする働きや、気・血のめぐりを促進する力など、その働きは、茶葉によって、また発酵や焙煎の度合いなどによってもさまざま。

本書では、そんな茶葉の効能だけでなく、食材を1つプラス

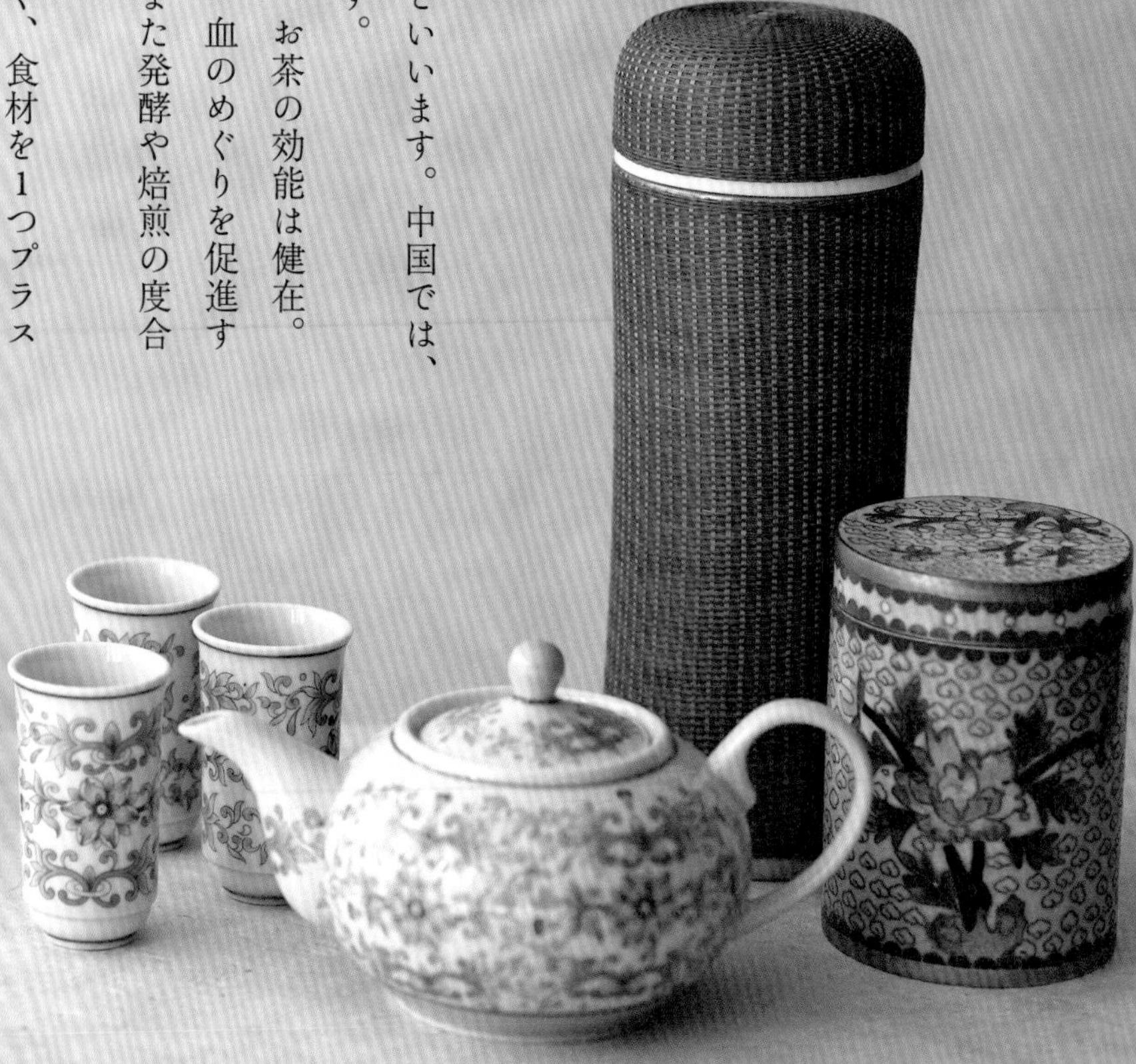

することで、さらに効能を高めたり、別の効能を補ったりする“飲む薬膳”を提案しています。

たとえば、目が疲れたときには、いつもの緑茶に菊花を加えて。落ち込んだときには、烏龍茶にジャスミンを。冷えが気になる人は杜仲茶にナツメ、むくみ体質にはハトムギ茶に干ししょうがといったように、不調や体質に合わせて、自分にぴったりのお茶を作ることができます。

また、お茶の時間を楽しむことも忘れずに。

お茶の楽しみは、淹《い》れるところからはじまっています。お湯を沸かし、ポットに茶葉を入れる、一つひとつの動作を大切に、おいしいお茶ができるのを想像しながら淹れることで、自然と気持ちが落ち着き、リラックスできるでしょう。

おいしいお茶が入ったら、ゆっくりと味わってみてください。忙しい日々のなかで、そんなときを過ごすこともまた、薬膳の養生となるでしょう。

植木もも子

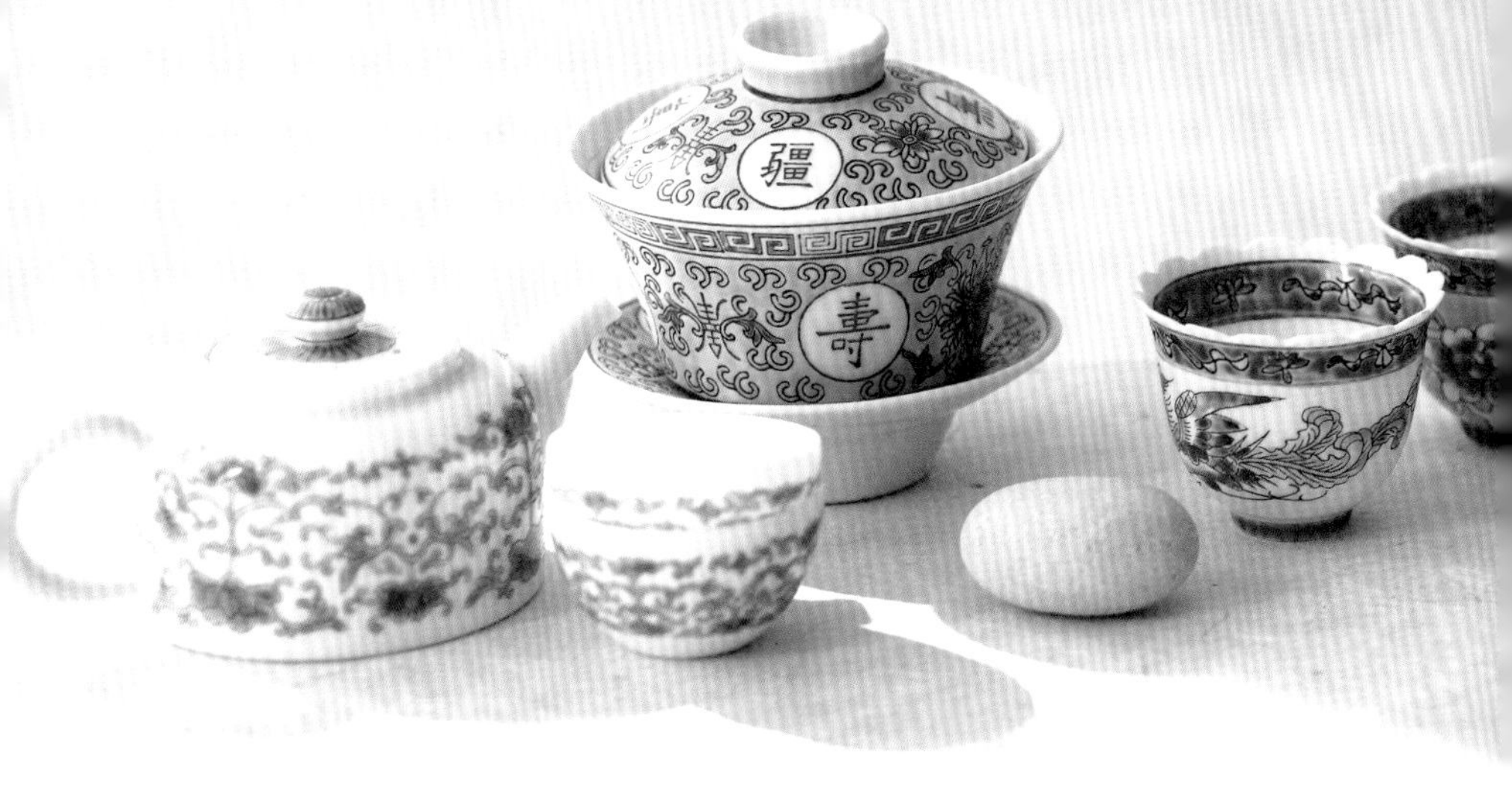

お茶でかんたん　飲む薬膳　目次



## パート1 定番のドリンクと＋1食材　10



## パート2 体を整えるお茶と＋1食材　40

性質 寒性

体質 陽熱・陰虚

季節 晩春～中秋

## 各ページのアイコンの見方

性質：薬膳の観点からみたお茶の性質を示しています。P7「五性」で解説しています。

日本ではよく飲まれているものの、中国での文献がない一部のお茶は「不明」となっています。

体質：お茶と体質の相性がとくによいものを示しています。P8「体質チェックリスト」を参考にしてください。

季節：お茶の性質や効能がとくに役立つ季節を示しています。

## この本のお約束

・薬膳では基本的にお茶は温かくしていただきます。

・ポットやカップは温めてから使うと、よりおいしくいただけます。

・熱湯は沸きたてのものを使用してください。

・プラス食材に加えるお茶は、淹れたての熱いものをご使用ください。ぬるいもしくは冷たいお茶だと、プラス食材の成分を十分に抽出できないことがあります。

・パート2に登場するお茶で、一般的にお茶として市販されているものは、とくに淹れ方は紹介していません。それぞれのパッケージにある淹れ方に従ってください。

・1カップ＝200mℓ、大さじ1＝15mℓ、小さじ1＝5mℓです。

# 薬膳の基本の考え方

薬膳の基本となる考え方や、用語を知っておけば、自分に合ったお茶を見つけるヒントになります。とくに五性は要チェック。

## 薬膳とは

古くから中国には「薬食同源」という言葉があり、食は薬と考えられてきました。季節や気候風土、体質に合わせて食材を選ぶことが食養生であり、そうして作る料理が薬膳です。

薬膳を実践するポイントは3つあります。まず、食材のもつ性質を知ること。自分の体質を知ること。そして、季節を意識すること。

食材には体を温めたり冷やしたり、味によって五臓に働きかけたりする力があります。自分の体質や季節に合った食材を取り入れることが大切です。

## 陰《いん》と陽《よう》

薬膳の基本となる概念のひとつ。自然界のあらゆるものは、陰と陽の相反する2つに分けられ、お互いにバランスをとって存在しています。季節や体の状態、食材にも陰陽があり、たとえば、暑がりは陽に、冷えは陰に体が傾いている状態。薬膳では体を温める食材や冷やす食材を使って、体の陰陽バランスを整えます。

陰と陽の例

| 陰 | 陽 |
|---|---|
| 地 | 天 |
| 夜 | 昼 |
| 月 | 日 |
| 寒 | 熱 |
| 下 | 上 |
| 内 | 外 |
| 静 | 動 |

## 気《き》・血《けつ》・水《すい》

気・血・水は体をつくる3つの要素。気は生命維持のためのエネルギー、血は血液と血液が運ぶ栄養素、水は津液《しんえき》ともいわれ、血液以外の水分の総称。この3つが充実し、体中をしっかりとめぐっていることが健康な状態です。どれかが不足したり、滞ったりすると、体に不調が起こると考えます。

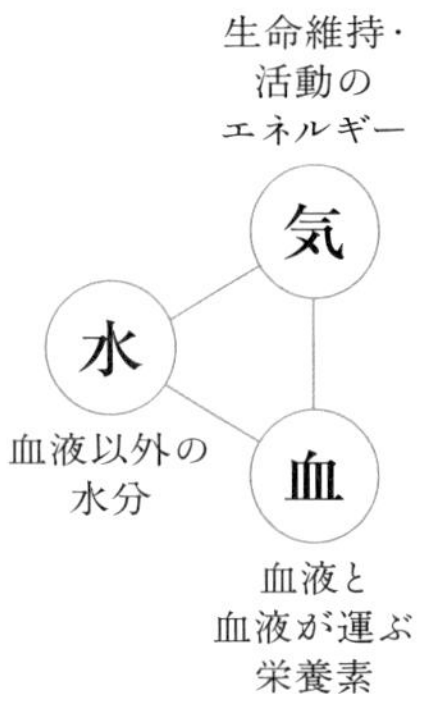

## 五《ご》臓《ぞう》

呼吸や食べ物から気・血・水をつくり出し、めぐらせているのが五臓六腑。五臓は、肝《かん》・心《しん》・脾《ひ》・肺《はい》・腎《じん》の5つで、西洋医学の臓器とは考え方が異なり、機能によって分類したものです。六腑はそれぞれ関係の深い五臓に属し、消化・吸収・排泄を担うもの。五臓六腑は、互いに連携しながら、生命活動を支えています。

**肝**
血を蓄え、気をめぐらせる。感情のコントロールにも働き、自律神経やホルモン分泌の調整も。

**心**
気・血を全身にめぐらせ、体を温め、精神の安定にも関与。五臓の活動を統括している。

**脾**
消化・吸収を担い、食べたものを気・血・水に変え、全身に送り届ける。水分代謝にも関与。

**肺**
呼吸をつかさどり、気の流れと水分代謝の調節に働く。皮膚機能、発汗、鼻にもかかわる。

**腎**
成長、発育、生殖機能をつかさどり、水分代謝の調節、骨、歯、髪、耳の機能にも関与。

## 五《ご》味《み》

食材の味を酸味、苦味、甘味、辛味、鹹《かん》味の5つに分類したもの。舌で感じる味だけではなく、働きも含めた分類になっていて、五臓とも深く関係しています。たとえば、酸味は五臓の肝と同じグループに属し、肝の働きを助けます。肝に不調があれば、酸味の食材を積極的にとることで、不調を改善できると考えます。

**酸味**（肝）
引き締める、固める作用がある。汗を抑えたり、下痢を改善、食欲増進効果も。

**苦味**（心）
下に降ろす作用、余分な水分の排出、熱をとる働きがある。消化を促進し、便秘やむくみを改善。

**甘味**（脾）
脾・胃を助けて、気・血を補い疲労を回復。食欲を増進し、緊張や痛みを和らげる作用も。

**辛味**（肺）
発散作用があり、発汗を促し、熱を下げ、寒けや湿気を体の外に出す。気をめぐらせる。

**鹹味**（腎）
塩味のこと。かたいものをやわらかくし、詰まりを解消し流れをよくする。便秘改善にも。

## 五《ご》性《せい》

食物には、体の機能を高めて温めたり、余分な熱をとって冷やす性質があり、熱性・温性・平性・涼性・寒性の5つに分けて五性としています。さらに微寒性、微温性など細かく分類することも。夏は体を冷やすもの、冬は温めるものが旬を迎えることが多く、季節のものを取り入れることは、薬膳の実践に役立ちます。

**熱性**
温める力が強く、冷えを取り除く作用が高い。気・血のめぐりを促進し、新陳代謝も活発に。

**温性**
穏やかに体を温め、冷えを改善。疲れを癒やし、痛みを和らげる効果もある。

**平性**
体を温めることも冷やすこともしないもので、常食に向く。ほかの性質とも組み合わせやすい。

**涼性**
穏やかに体を冷やす。微熱やのぼせ、ほてりをとり、熱中症対策にもおすすめ。

**寒性**
冷やす力が強く、体にこもった熱をとり、発熱やのどの痛み、便秘などの改善によい。

# 体質チェックリスト

あてはまる項目が一番多いのがあなたの体質です。同数の場合はそれもあなたの体質になります。お茶選びの参考にしてください。

## 気が足りない 気虚タイプ

- □顔色が白っぽくつやがない
- □軟便ぎみで下痢しやすい
- □頻尿や尿もれがある
- □疲れやすく、無気力
- □呼吸が浅く、動悸や息切れがある
- □昼間に眠気を感じる

おすすめのお茶：ほうじ茶、麦茶、紅茶、杜仲茶、ナツメ茶、しょうが茶、ハトムギ茶、コーン茶、杏仁茶、そば茶

## 血が足りない 血虚タイプ

- □顔色が青白い
- □爪が割れやすい
- □肌荒れや髪のパサつきが気になる
- □月経周期が遅れがち
- □不安性でドキドキする
- □目の乾きや眼精疲労がある

おすすめのお茶：紅茶、ナツメ茶、黒豆茶、クコの実茶

## 気のめぐりが悪い 気滞タイプ

- □舌が赤く、端がギザギザしている
- □ガスがたまりやすい
- □ため息が多い
- □いつもイライラしている
- □月経時に胸が張る
- □胸やのどがつかえる感じがある

おすすめのお茶：紅茶、コーヒー、しょうが茶、ミントティー、ハブ茶、ジャスミン茶、ローズティー、陳皮茶、レモンバーベナティー、蓮芯茶、カモミールティー、ゆず茶、プーアール茶、そば茶

## 血のめぐりが悪い 瘀血タイプ

- □顔にくすみやしわが出やすい
- □目の下にくまができやすい
- □肩や首のコリがある
- □いつも手足が冷えている
- □月経痛が重い
- □月経時に血塊が出る

おすすめのお茶：紅茶、烏龍茶、コーヒー、ミントティー、ローズティー、プーアール茶、そば茶、黒豆茶

潤いが足りない

## 陰虚タイプ

□舌が細くて赤い
□便秘気味でコロコロ便が出る
□口やのどが渇きやすい
□ほてりやのぼせがある
□耳鳴りや動悸がする
□夢を見ることが多く、寝汗をかく

おすすめのお茶：緑茶、麦茶、烏龍茶、ルイボスティー、ミントティー、ハイビスカスティー、どくだみ茶、ハブ茶、菊花茶、ジャスミン茶、蓮芯茶、カモミールティー、杏仁茶、サラシア茶、そば茶、黒豆茶、クコの実茶

温める力が足りない

## 陽虚タイプ

□下半身がむくみやすい
□寒がりで温かいものを好む
□夜トイレに起きることが多い
□声に力がなく、やる気が出ない
□寝ても疲れがとれない
□朝が苦手

おすすめのお茶：ほうじ茶、紅茶、コーヒー、杜仲茶、ナツメ茶、しょうが茶

水のめぐりが悪い

## 水毒タイプ

□体全体が冷えている
□体が重だるく感じる
□むくみやすく、下半身が疲れやすい
□下痢ぎみで、尿が少ない
□口の中が粘ついたり、痰が出る
□めまいがある

おすすめのお茶：烏龍茶、コーヒー、しょうが茶、ルイボスティー、ハトムギ茶、コーン茶、陳皮茶、プーアール茶、黒豆茶

体に熱がこもっている

## 陽熱タイプ

□顔色が上気したように赤い
□吹き出物ができやすい
□のどが渇く
□目が充血している
□イライラして、怒りっぽい
□尿・痰・おりものの色が濃く、においがきつい

おすすめのお茶：緑茶、麦茶、烏龍茶、ルイボスティー、ミントティー、ハイビスカスティー、どくだみ茶、ハブ茶、菊花茶、ジャスミン茶、蓮芯茶、カモミールティー、サラシア茶、そば茶

※体質は現在の体の状態でもあり、日々変化します。定期的にチェックして、自分の体調を確かめましょう。

パート1

# 定番のドリンクと＋1食材

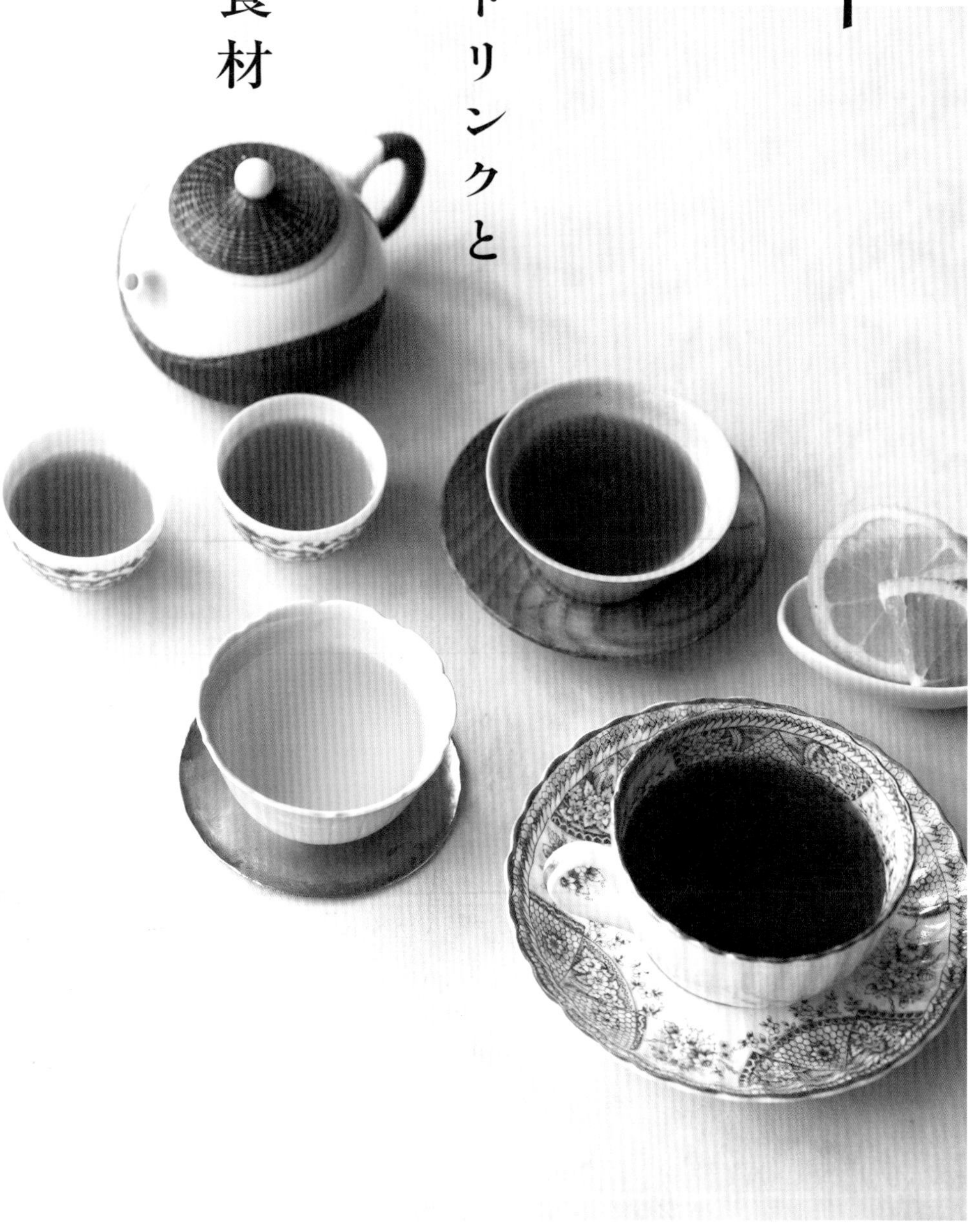

緑茶
ほうじ茶
麦茶
紅茶
烏龍茶
コーヒー

薬膳の基本は毎日続けること。
薬膳茶も、日々の身近なお茶から。
どれも、ペットボトルでも
手軽に飲めるものばかりですが、
ぜひ、自分で淹れる習慣を。
体質や季節に合ったお茶を選び、
淹れる時間をいつくしみ、
さらに効能をアップしてくれる＋1食材で
自分だけのお茶を味わいましょう。

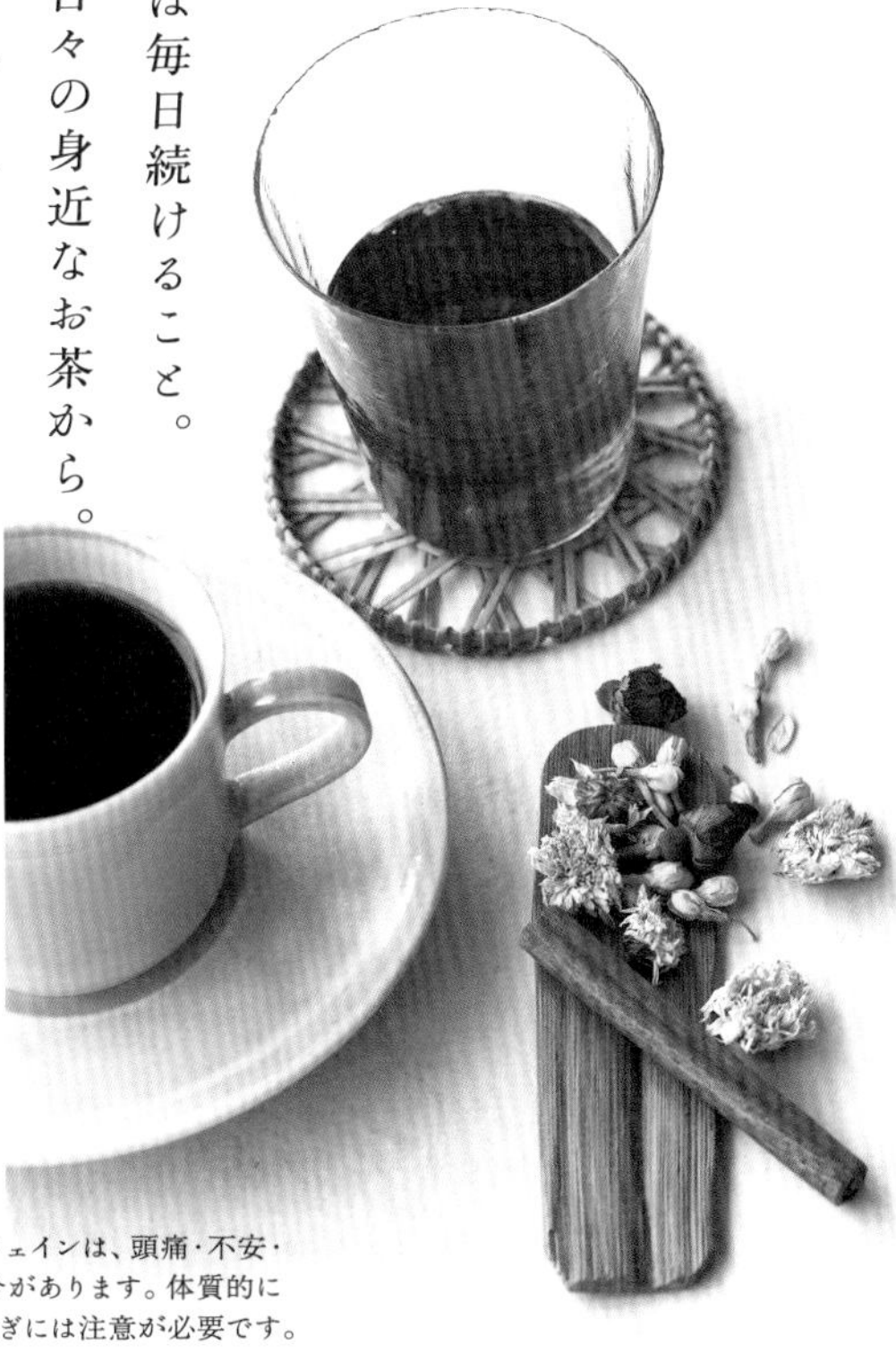

※緑茶・紅茶・烏龍茶・コーヒーなどに含まれるカフェインは、頭痛・不安・抑うつ・不眠・嘔吐・下痢の症状を引き起こす場合があります。体質的に合わない方は控えてください。大丈夫な方も飲み過ぎには注意が必要です。

# 緑茶

苦味の力で
熱をとって
落ち着かせる

性質 寒性
体質 陽熱・陰虚
季節 晩春〜中秋

「お茶」は、ツバキ科の「茶の木」の若葉。漢方では「茶葉《ちゃよう》」といいます。摘み取ったものを加熱処理してからもんで、乾燥させただけのものが緑茶。発酵させていない不発酵茶です。

苦味のある味わいで、寒性の性質。熱を下に降ろす作用が強いとされています。解熱薬がなかった頃、発熱を伴う風邪のとき、漢方薬と一緒に飲まれていたそうです。

お茶は温かくして飲むのが基本ですが、真夏の暑い日には、水出しの緑茶がおすすめ。ただし、熱をとる作用が強いので、1〜2杯までに。一日中水出し緑茶を飲んでいると、胃腸を冷やし体調を崩す原因にもなりかねません。

また、漢方では空きっ腹に緑茶もNG。茶道では、必ずお菓子を食べてからお茶をいただき、正式な茶事では食事をしてからお茶が出されます。これは、お茶の強い刺激から胃腸を守る知恵でもあるのです。緑茶には消化を促す働きもあるため、食後に飲むのがおすすめ。

緑茶は気の高ぶりを静めるのにも効果的。以前、イライラが止まらない来客に濃い緑茶を出したところ、すっかり落ち着き、スムーズに話が進んだこともありました。頭に熱が上ってしまったときは、緑茶でクールダウンを。

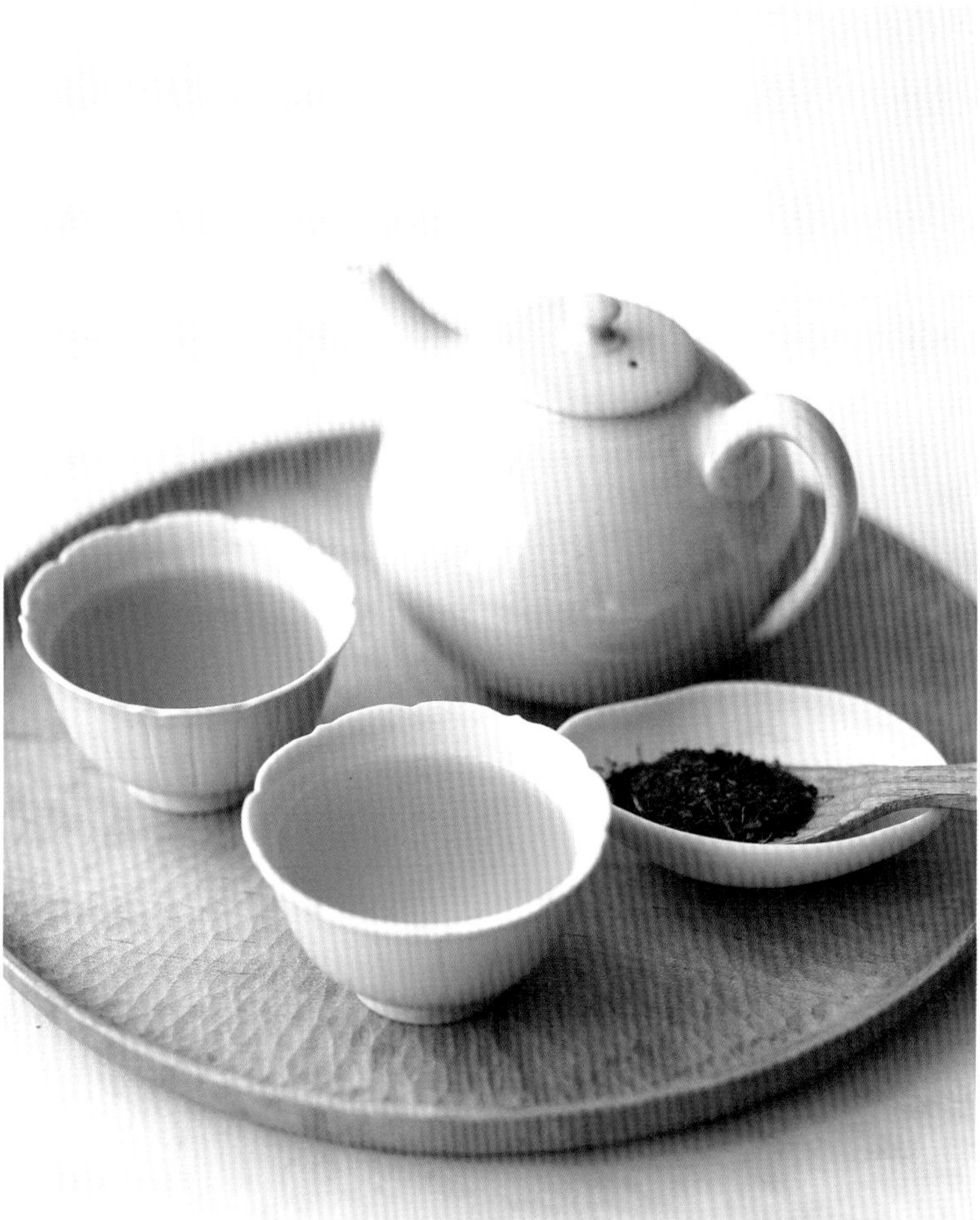

## おいしい淹れ方

①ティーポットに緑茶の茶葉小さじ2を入れ、80度のお湯300㎖を注ぐ。
②10秒ほど蒸らす。
※水出しの場合、ティーポットに緑茶の茶葉小さじ2と、冷水600㎖を入れ、30分おく。水出しだと、カフェインが抽出されないため苦味も控えめ、一方ビタミンCはたっぷり抽出できる。これを温めて飲んでもOK。

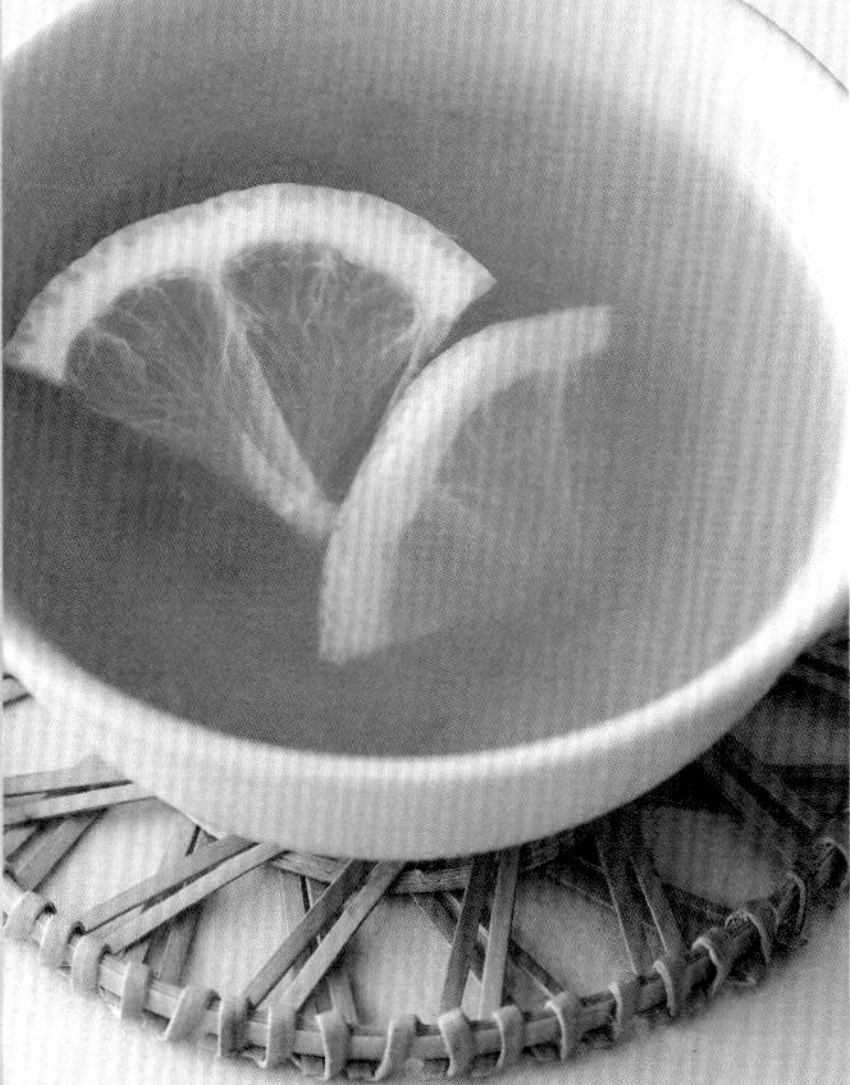

## ＋レモン

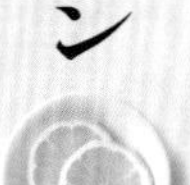

### 柑橘の香りでリフレッシュ

緑茶と柑橘類は味わいも効能も好相性。お手頃なお茶でも、柑橘の香りでおいしくいただけます。緑茶の冷やす力と、レモンの香りで頭がすーっとして、リフレッシュ効果が抜群です。

**材料と作り方**

①レモンは皮をよく洗って水気を拭き取り、薄いいちょう切りにし、2〜3枚をカップに入れる。

②緑茶150mℓを注ぐ。

※常温に冷ました緑茶に加えてもOK。

## ＋ブルーマロウ

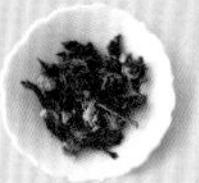

### 独特のとろみがのどを守る

日本ではウスベニアオイの名で知られる青い花。お茶に入れると、とろみが出るのが特徴で、そのとろみがのどの粘膜を守ってくれます。のどがイガイガするときにはもってこい。

**材料と作り方**

カップにブルーマロウの花2〜3輪を入れ、緑茶150〜200mℓを注ぐ。

※ブルーマロウは、ハーブティーとして市販されているドライタイプを使用。

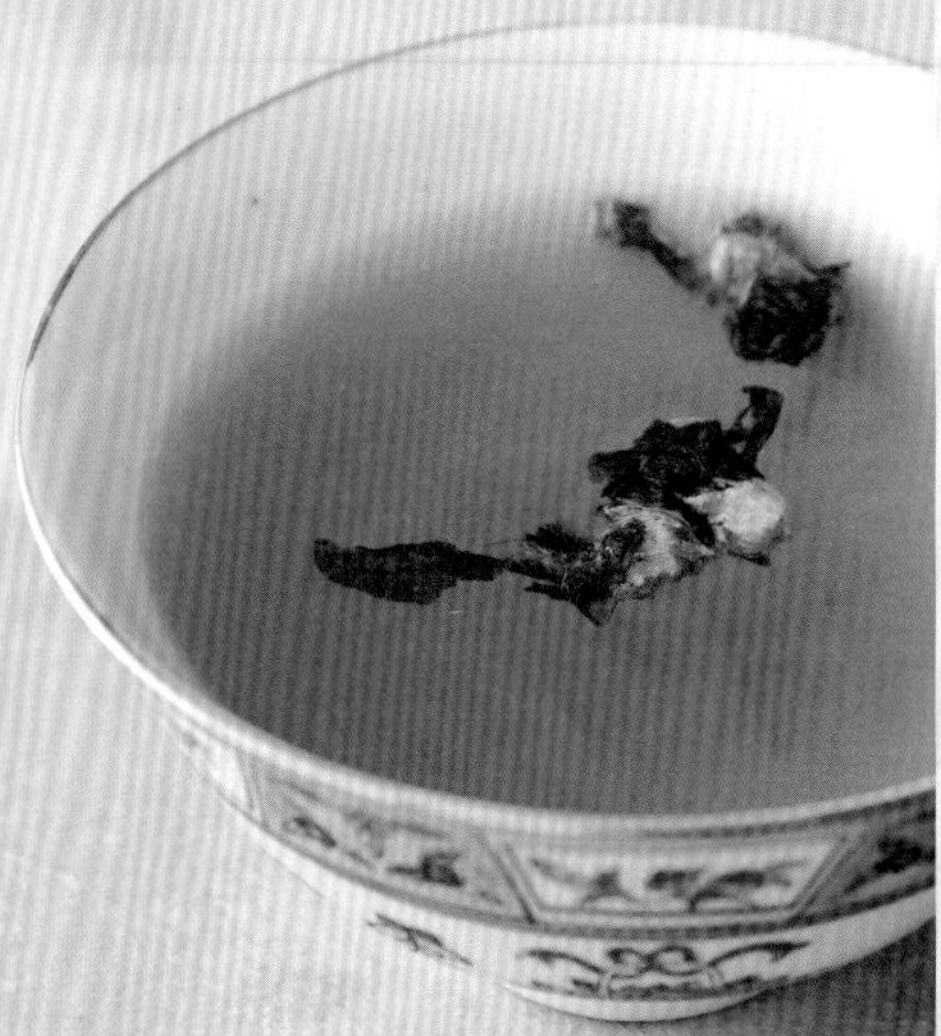

## ＋菊花

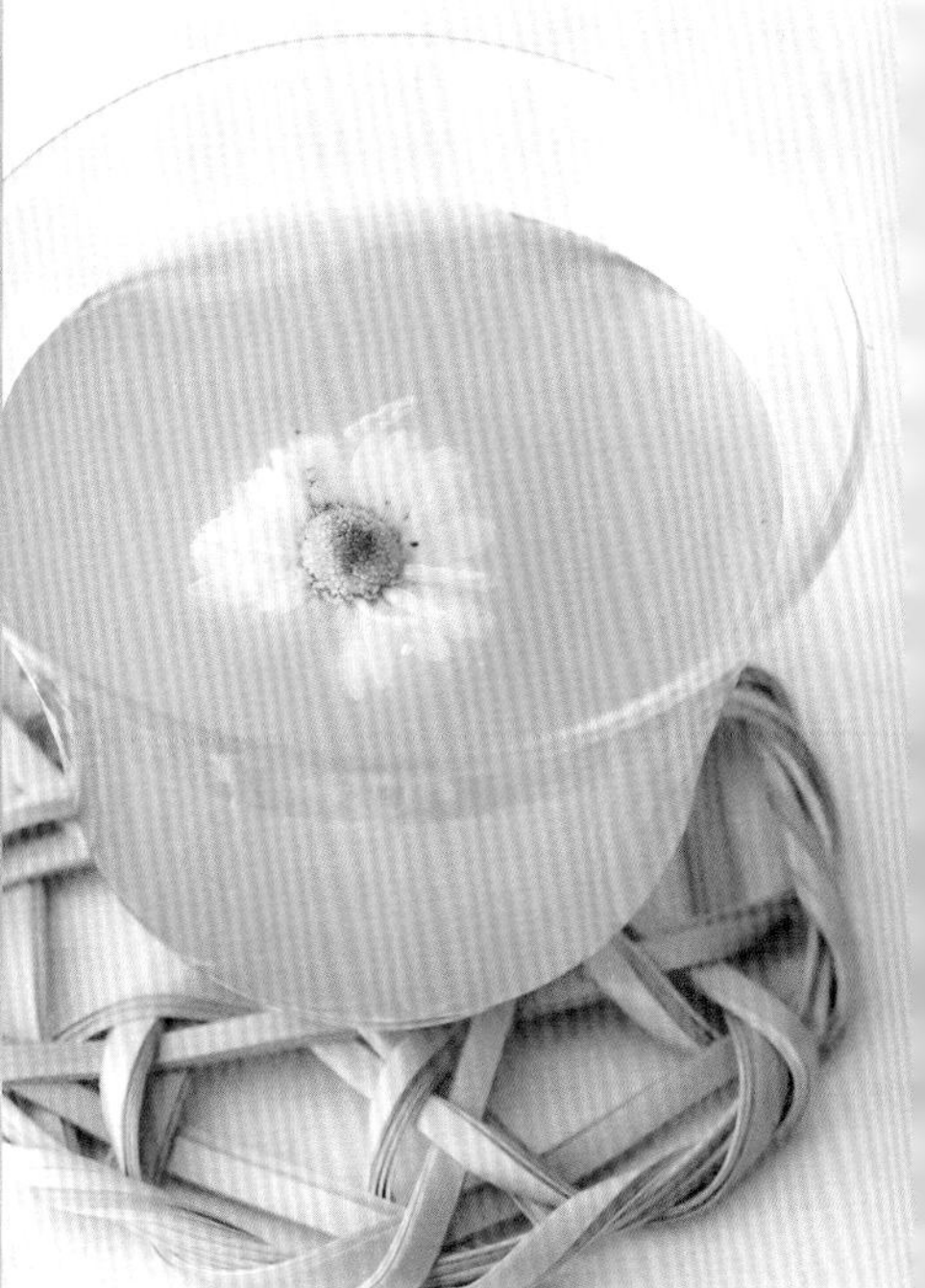

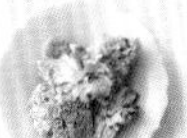

### 疲れ目対策の最強コンビ

熱をとるほか、目の疲れや充血を和らげる菊花を緑茶に加えると、目の不調の特効薬に。猛暑の熱冷ましにおすすめですが、温かくして飲むと、胃腸を冷やさず、飲んだ後にさっぱり感が。

**材料と作り方**

①ティーポットに、緑茶の茶葉小さじ2と菊花（ドライ）5輪を入れ、80度のお湯300㎖を注ぐ。
②2分ほど蒸らし、菊花を十分に開かせる。

## ＋レモンバーベナ

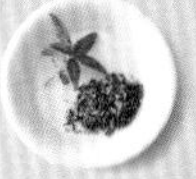

### 夏の食欲不振や消化不良にも

レモンに似たスッキリとした香りは、緑茶のすがすがしい香りや味わいと相まって、気分を爽快に。夏の湿気で食欲が落ちているときや、消化不良があるときに効果を発揮してくれます。

**材料と作り方**

①ティーポットに、緑茶の茶葉小さじ1とレモンバーベナ（ドライ）小さじ1を入れ、80度のお湯300㎖を注ぐ。
②2分ほど蒸らす。
※フレッシュのものを使う場合は、葉を10枚ほど入れる。

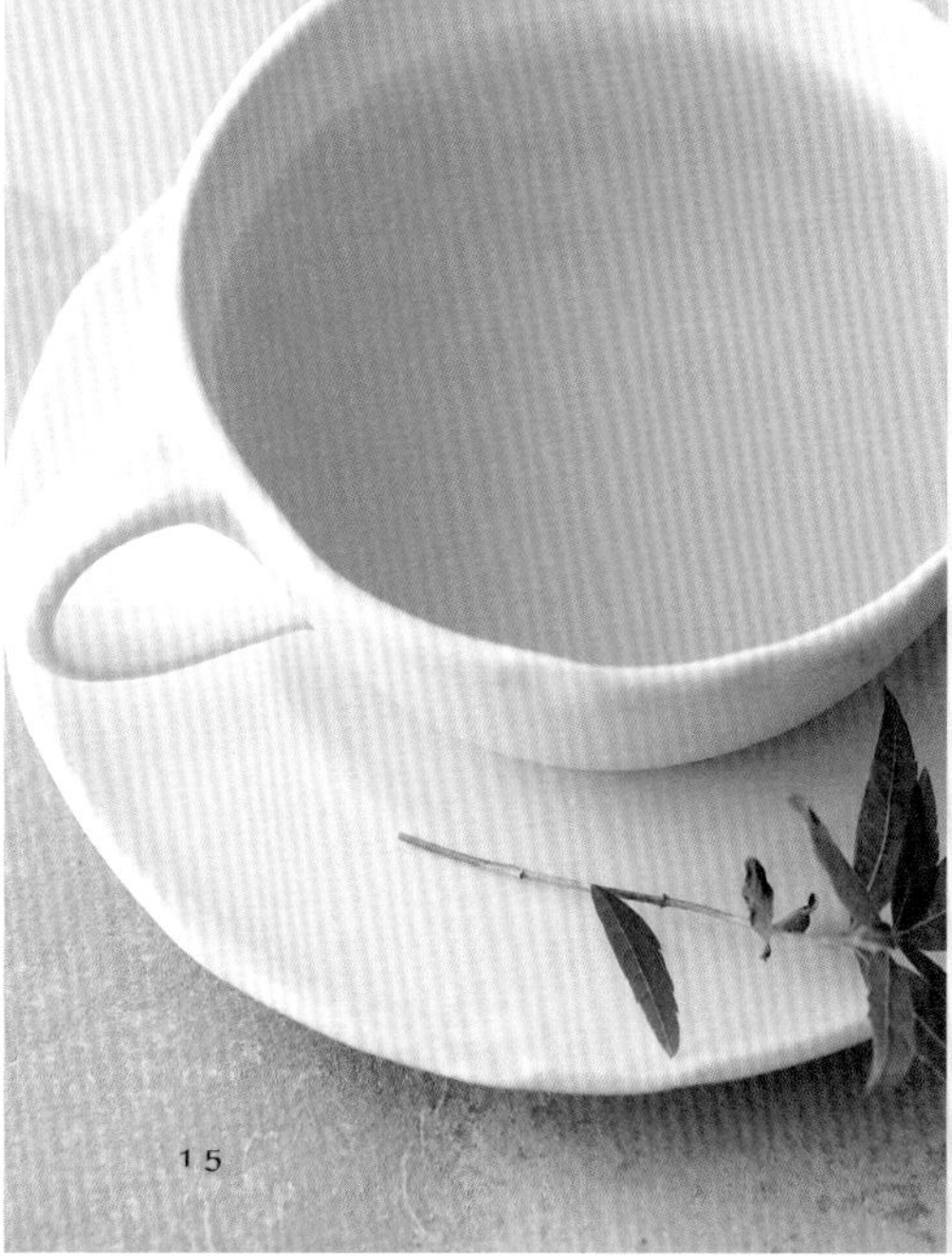

# ほうじ茶

焙煎の力で香り高く、穏やかな性質に

性質　平性
体質　陽虚・気虚
季節　通年

緑茶と並んでポピュラーなほうじ茶は、緑茶を焙《ほう》じたもので、茶葉を焙じた「葉ほうじ茶」と、茎を焙じた「雁《かり》が音《ね》ほうじ茶（棒ほうじ茶）」の2種類があります。性質や効能に違いはありませんが、葉ほうじ茶はスッキリとした飲み口、雁が音ほうじ茶はコクがあるといわれ、好みで選ぶとよいでしょう。

どちらも、焙じることで熱が加わるため、性質が寒性から平性に。穏やかな性質に変化します。カフェインも軽減されるため、胃への刺激もマイルドになります。クセのない味とも相まって、子どもから年配の人まで、幅広い層で楽しめ、食中茶としておすすめです。

食中茶といえば、たとえば「すしと緑茶」は定番コンビですが、緑茶が魚の生臭みを消してくれるメリットはあるものの、体を冷やす生魚と緑茶のコンビは、実は冷えのある人にはNGの組み合わせ。すしに限らず、冷たいお料理のときは、ほうじ茶がベターでしょう。

そして、何より忘れてはならないのが香りです。焙じることで香ばしさが生まれます。さらにほうじ茶は熱湯で淹れるため、香りがより高いお茶に。ほっとするその香りにはリラックス効果もあるといわれています。ただし、カフェインは含まれるので、就寝前は控え、仕事の合間のブレイクなどに。

## おいしい淹れ方

①ティーポットにほうじ茶の茶葉小さじ2を入れ、熱湯300㎖を注ぐ。
②20秒ほど蒸らす。
※2~3煎目まで香りよく飲める。

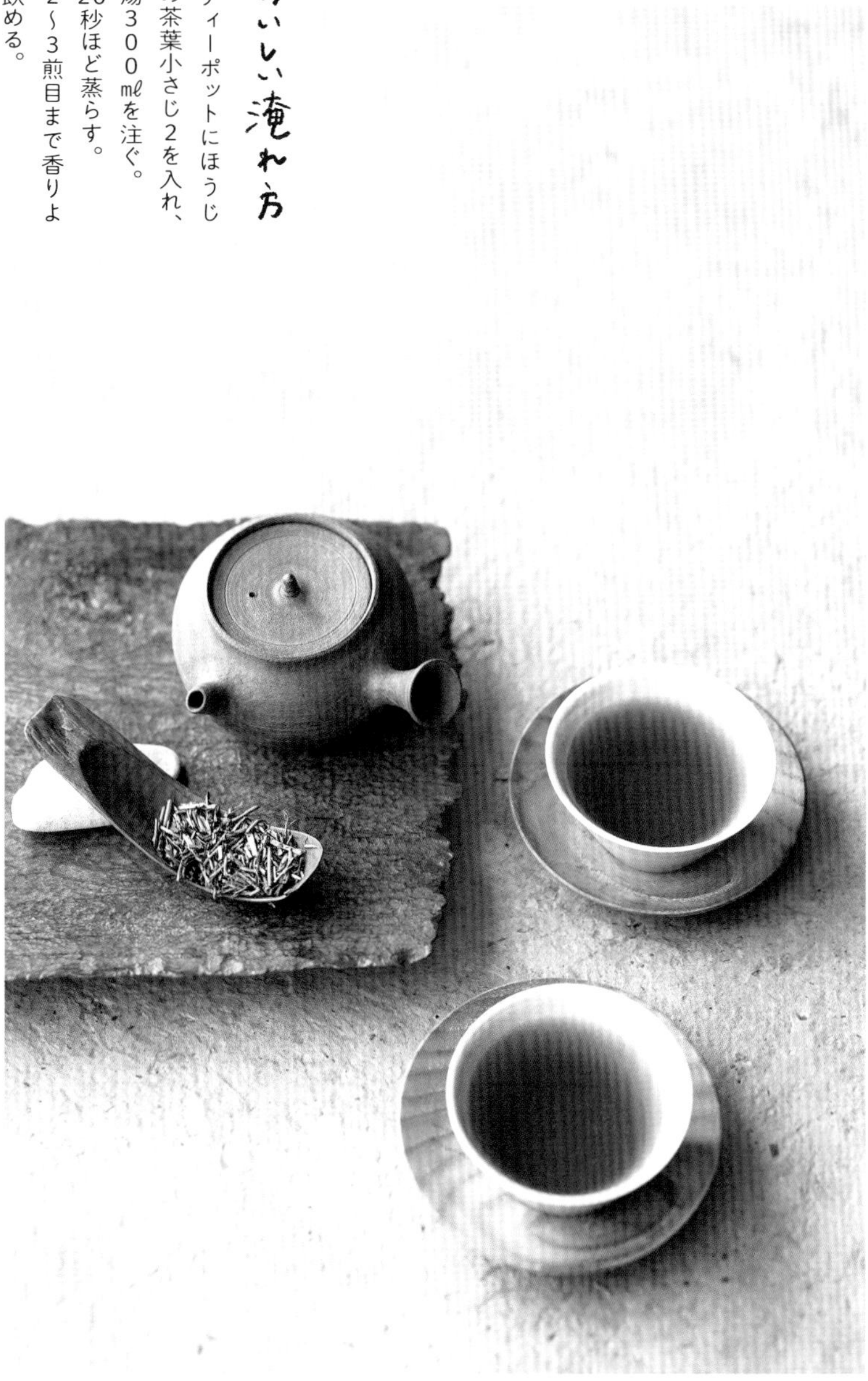

# ほうじ茶＋1食材で効果アップ

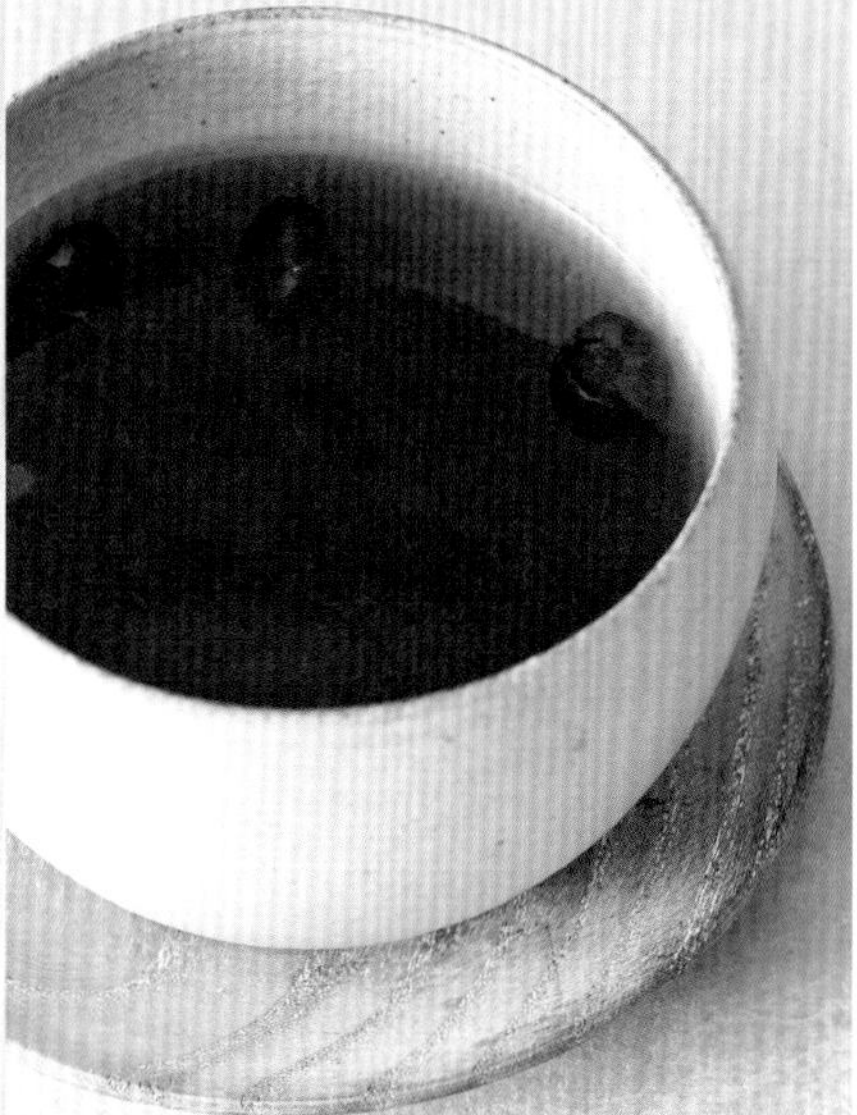

## ＋黒豆

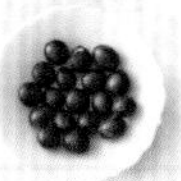

### 加齢による冷えも改善

黒豆はアンチエイジングで重要な腎を養う食材。加齢による冷えが気になる人には、温めて元気になれる養生茶として最適です。いった黒豆とほうじ茶で香ばしさもアップして、癒やし効果も抜群。

**材料と作り方**

①カップにいった黒豆大さじ1弱を入れ、ほうじ茶150〜200mℓを注ぐ。
②ふたをして20秒ほど蒸らす。
※2杯めとして熱いお湯を注いでお茶を飲んだら、最後に黒豆も食べる。

## ＋ゆず茶

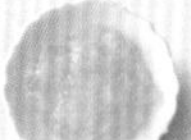

### ゆずの香りで気分を爽快に

ゆずをジャム状に煮たものにお湯を注いで作るゆず茶。お湯のかわりにほうじ茶を注いで作ります。ゆずの甘味が気分を落ち着かせ、爽やかな香りでリフレッシュ効果が期待できます。

**材料と作り方**

カップにゆず茶大さじ1を入れ、ほうじ茶150mℓを注ぎ、よく混ぜる。

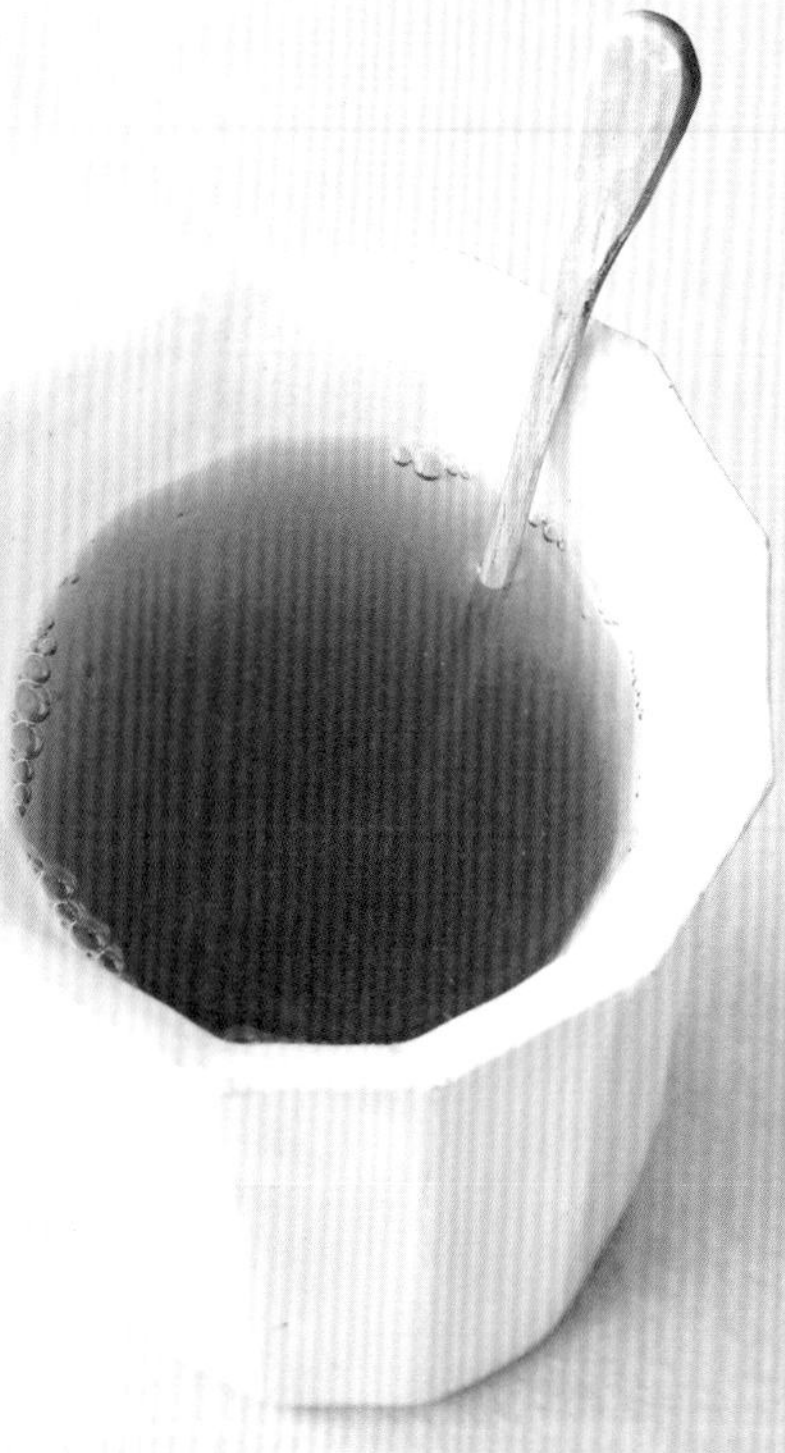

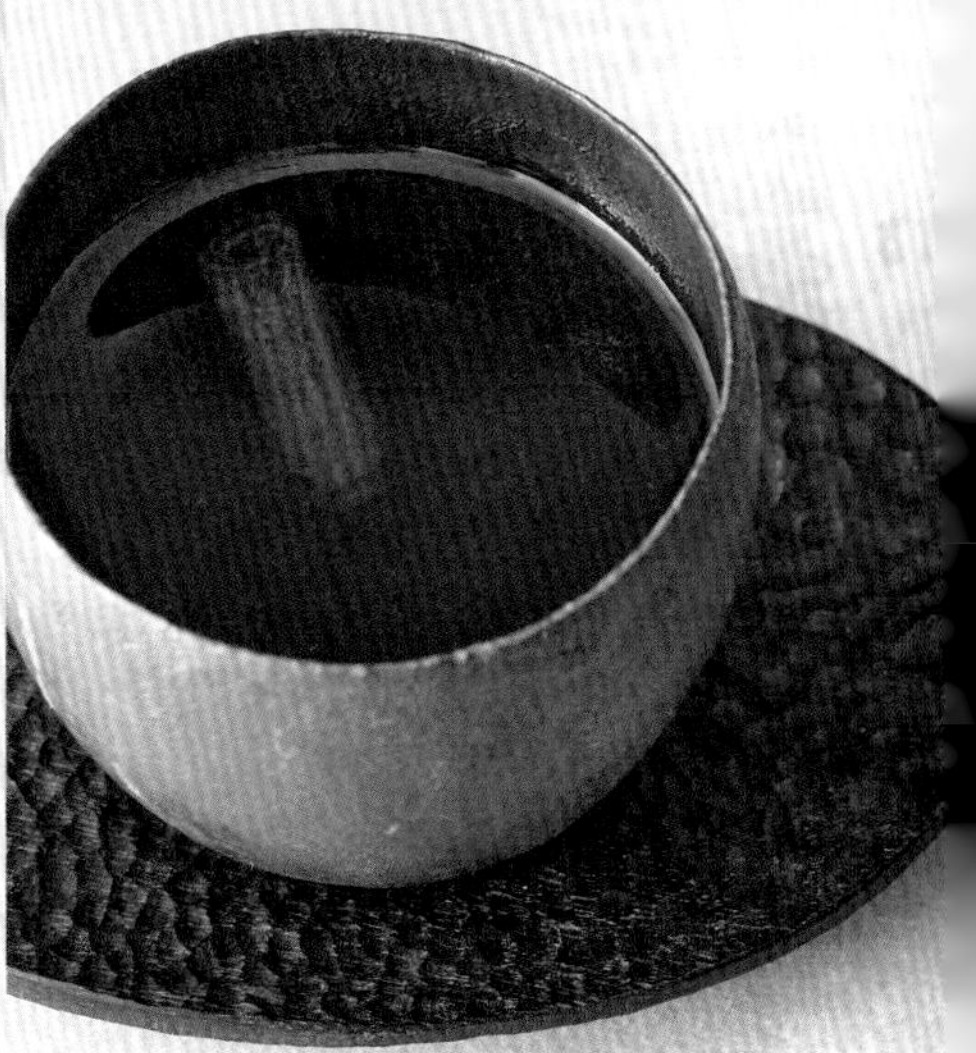

## ＋よもぎ

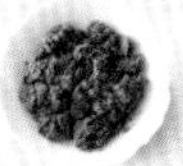

### 気・血のめぐりを促進

独特の香りと体を温める作用で、気・血のめぐりを促進。冷えや肩こり、月経痛の解消に効果を発揮します。和菓子にもよく使われる材料なので、ほうじ茶とは、味わいの相性も抜群です。

**材料と作り方**

①カップによもぎ（ドライ）小さじ１を入れ、ほうじ茶150㎖を注ぐ。

②ふたをして10秒ほど蒸らし、よくかき混ぜる。

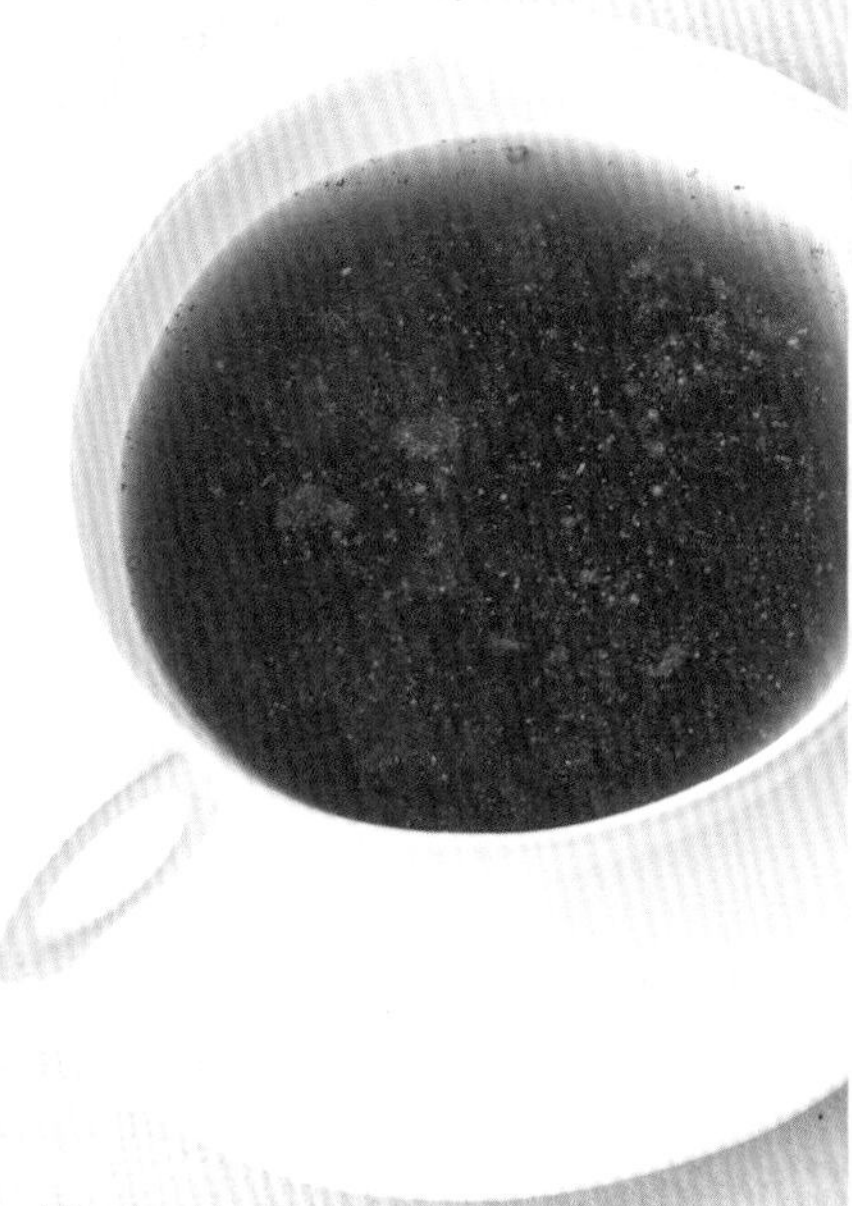

## ＋シナモン

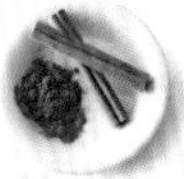

### 温め力をパワーアップ

冷えのある人や、冬の寒い日におすすめのプラスアイデア。シナモンは熱性で温める力が絶大。とくにおなかから全身をぽかぽかにしてくれます。香りのダブル効果で、イライラ防止にも。

**材料と作り方**

①ティーポットに、3〜4つに折ったシナモンスティック１本と、ほうじ茶の茶葉小さじ２を入れ、熱湯300㎖を注ぐ。

②20秒ほど蒸らす。

※パウダーの場合は、淹れたほうじ茶にひとふりし、よく混ぜる。

# 麦茶

古くから
夏の暑気払い
といえばこれ

性質
涼性

体質
陽熱・陰虚
気虚

季節
夏

夏の風物詩ともいえる麦茶は、その昔、「麦湯」とよばれ、平安時代から飲まれていました。江戸時代には、一般に広く飲まれるようになり、麦湯の屋台も登場して、麦湯で涼をとる江戸の人々が錦絵にも描かれています。

今も変わらず日本の夏の定番・麦茶は、六条大麦の種子をいって煮出したり、水出しして作るお茶です。焙煎の工程が加わりますが、大麦の涼性の性質を残し、体にこもった熱をとる働きがあり、消化も助けるため、暑気払いにぴったり。カフェインが含まれないので、さまざまな年齢層で、熱中症対策としても活躍してくれます。

暑さ対策というと、ついキンキンに冷やしたくなるものですが、冷たい麦茶は外出から戻ったときなど、体に熱がこもった状態のときに1～2杯を限度に。常飲には、煮出して冷ましたものや、常温のものを飲むようにしましょう。

麦茶には、昨今さまざまな効能が認められていますが、よく知られているのがミネラルが豊富なこと。汗で失われたミネラルを補給するのに適しています。

また、大麦には利尿作用も。一日中冷房の効いた部屋で汗をかかない人や、冷房による冷え、冷たいもののとりすぎによる夏のむくみでお悩みの人には熱い麦茶を。

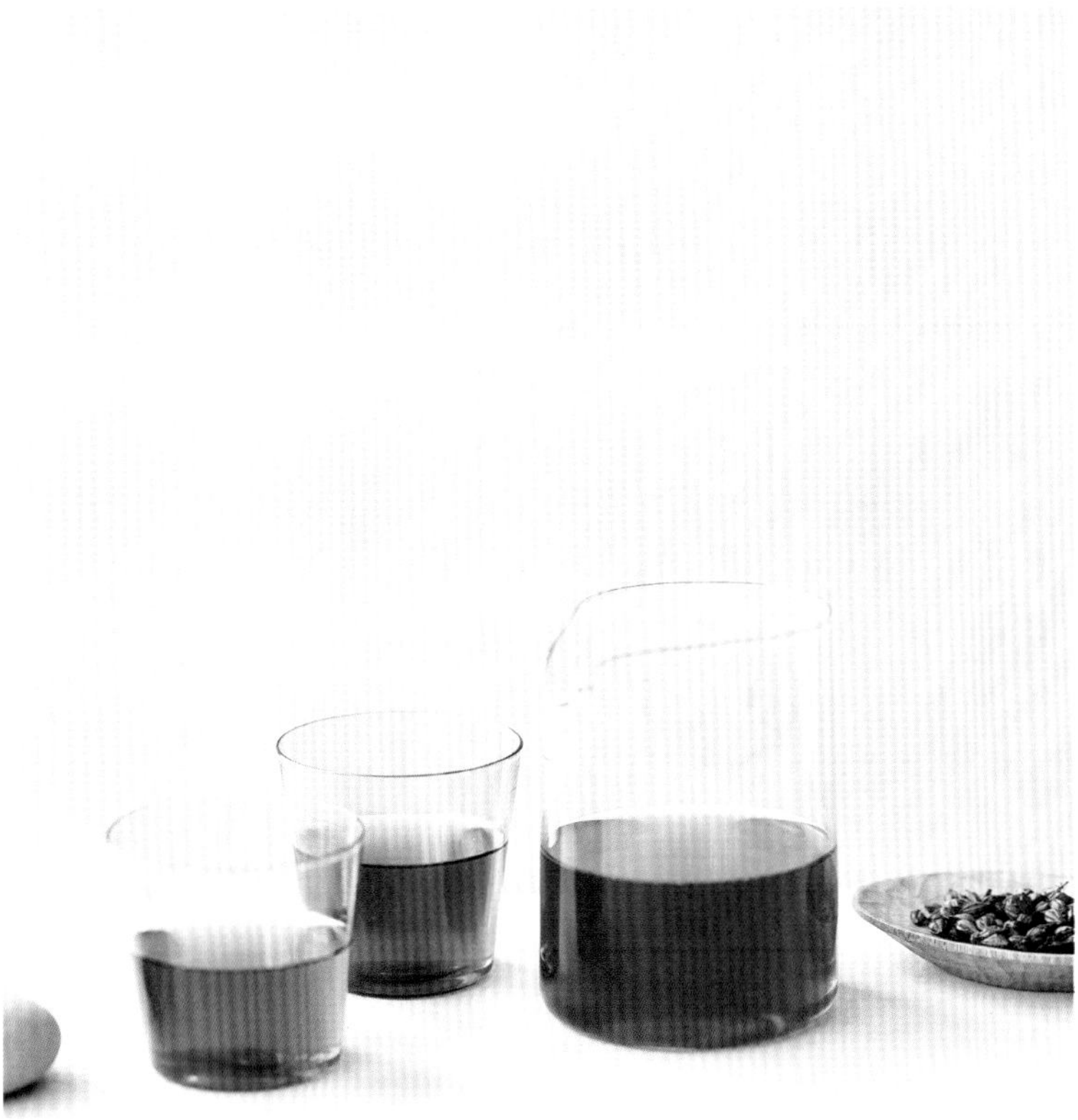

## おいしい淹れ方

①やかんか鍋に、麦茶の茶葉（種子）大さじ２と、水６００〜８００㎖を入れて沸騰させ、５分ほど煮出す。
②濾して飲用する。
※煮出す前に鍋で軽くいると、より香り高い味わいに。

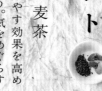

## 麦茶＋1食材で効果アップ

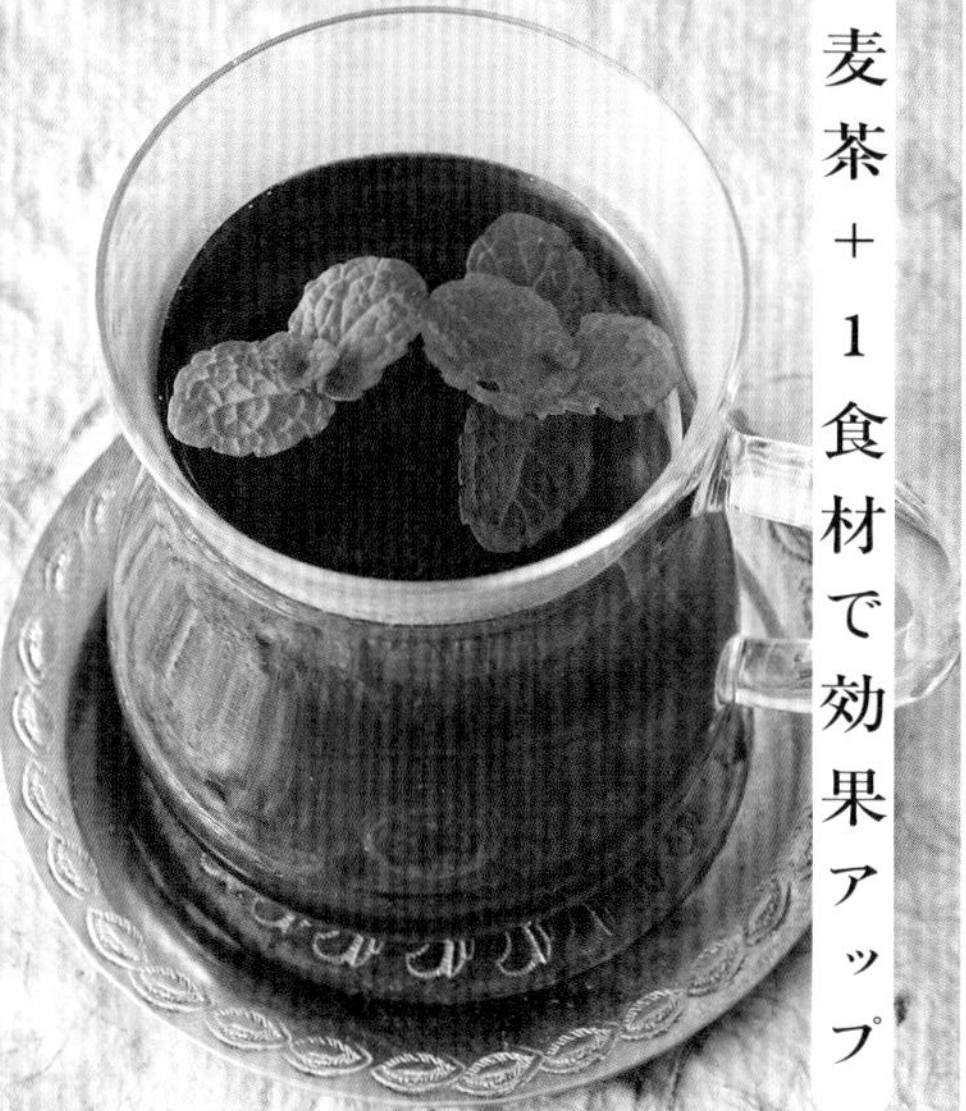

# ＋ミント

## 夏のイライラにミント麦茶

暑さが厳しいときは、麦茶を冷やすのではなく、涼性で飲み口も爽やかなミントをプラスして、体を冷やす効果を高めましょう。気をめぐらす力もあるので、暑さでイライラするときにぜひ。

### 材料と作り方

①ティーポットにミント（ドライ）小さじ1（フレッシュの場合は葉1枚）を入れ、熱い麦茶400㎖を注ぐ。
②10秒ほど蒸らす。

# ＋オレンジ

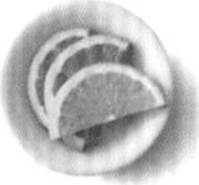

## 夏バテの疲労回復に

薬膳では、甘味と酸味の組み合わせに疲労回復効果があるといわれていますが、甘酸っぱいオレンジなら麦茶との相性も◎。柑橘の香りが気をめぐらせ、リフレッシュ効果も期待できます。

### 材料と作り方

①オレンジは皮をよく洗って水気を拭き取り、薄いいちょう切りにし、3〜4枚をカップに入れる。
②熱い麦茶150㎖を注ぐ。
※常温に冷ました麦茶に加えてもOK。

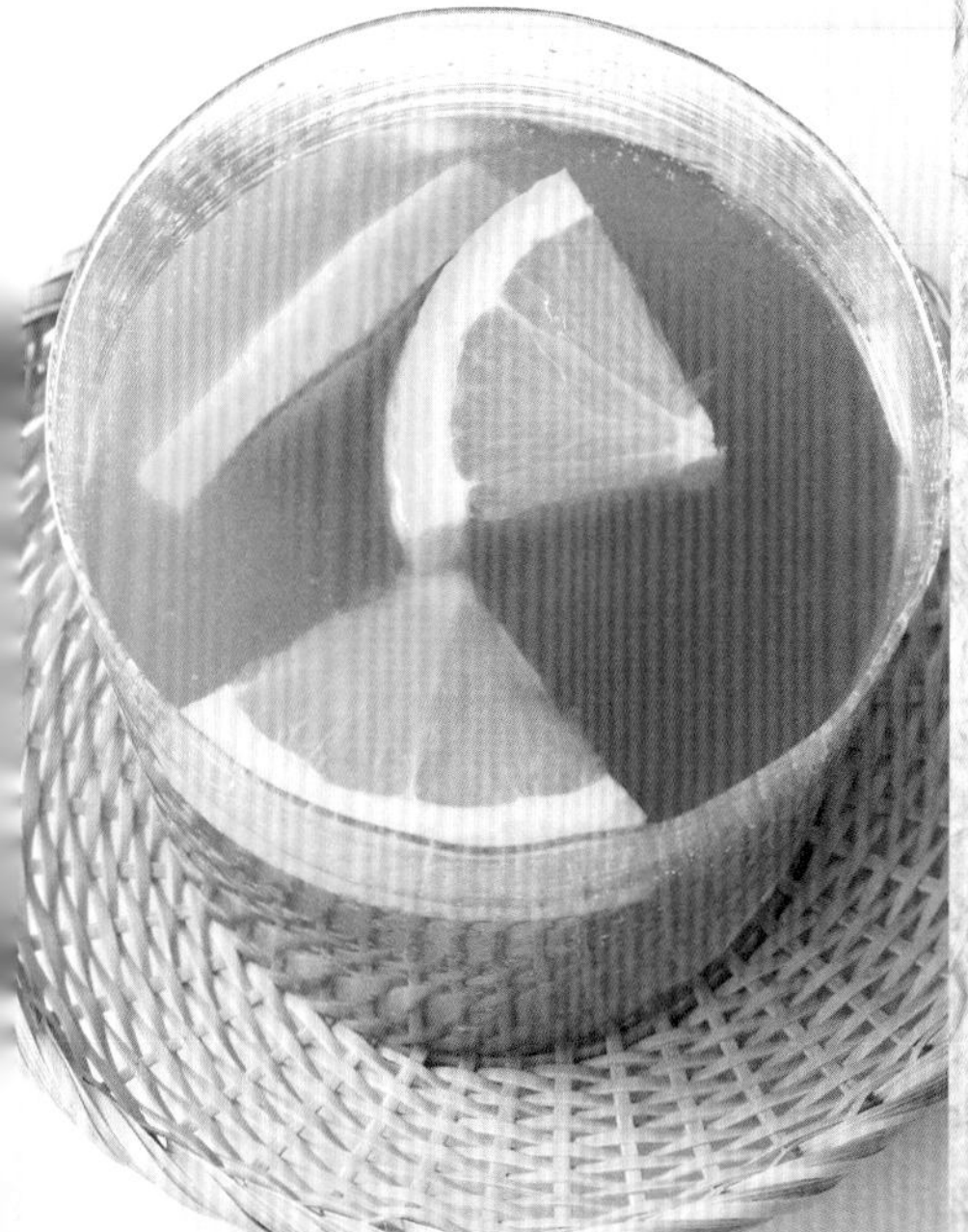

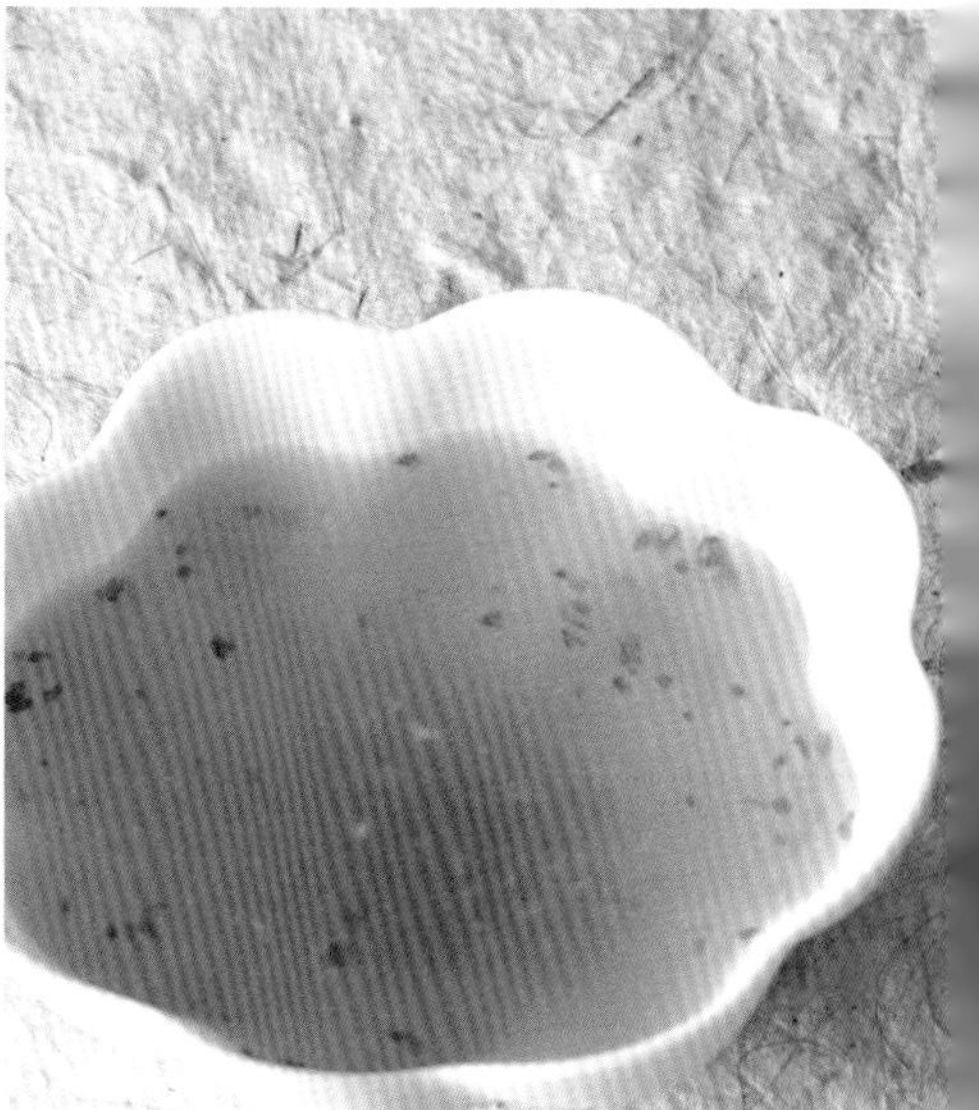

## ＋菊花

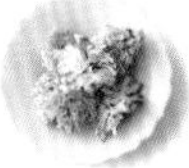

### 熱がこもりやすい人に

体質的に熱がこもりやすい人は、熱をとる効果が絶大な菊花をプラス。頭痛を緩和する働きもあるので、暑さで頭がガンガンしたりイライラするときにも。ただし、冷やさずに飲みましょう。

**材料と作り方**

①ティーポットに菊花（ドライ）を1〜2輪入れ、熱い麦茶300mℓを注ぐ。

②菊花が十分に開くまで蒸らす。

※常温で飲んでもOK。

## ＋おろししょうが

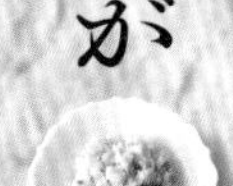

### 暑気払い＆食あたり予防に

発散力のあるしょうがは、体の熱も発散して、暑気払いに一役買ってくれる一方、冷房による夏の冷え対策にも有効な優秀食材。また、しょうがの殺菌力は、夏の食あたり予防にも活用できます。

**材料と作り方**

カップにおろししょうが小さじ1/2を入れ、熱い麦茶150mℓを注ぐ。

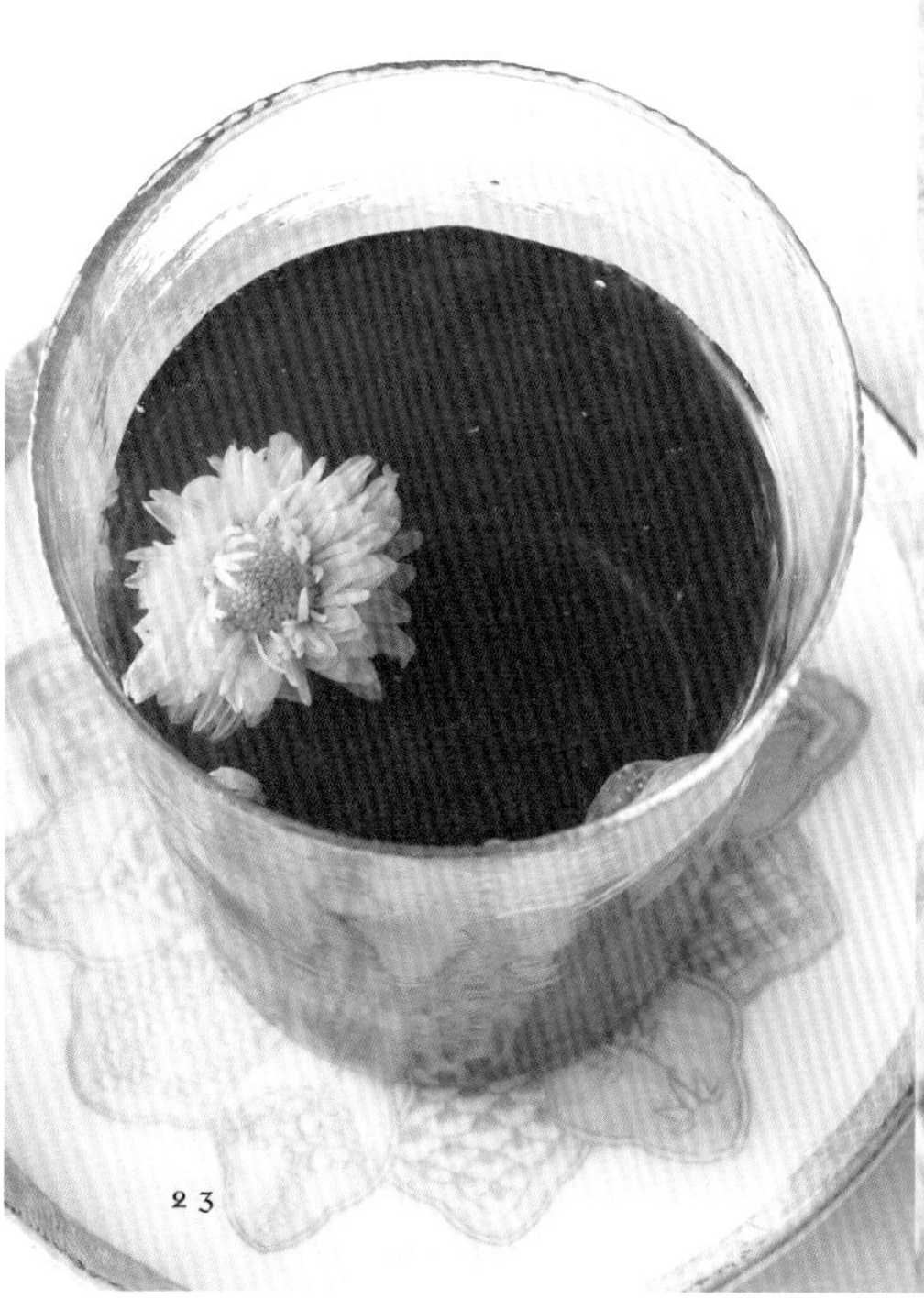

# 紅茶

いろいろな食材と
相乗効果が
期待できる

性質
温性

体質
陽虚・瘀血
血虚・気虚
気滞

季節
通年

インド、中国、アフリカなど世界各地で生産されている紅茶は、「茶の木（P12）」の葉を酸化発酵させた発酵茶。体を温める性質のお茶で、利尿作用でむくみを改善、のどの渇きを癒やし、精神の安定に働くとされています。

紅茶の歴史をたどると、17世紀頃、中国からヨーロッパにお茶がもたらされ、18世紀にイギリスで発展を遂げます。薬膳では、気候風土に適したものを取り入れるのが基本ですが、寒冷な気候風土のイギリスで紅茶が発展したというのは、紅茶の温める性質が関係しているようにも考えられます。

紅茶はタンニンが豊富なキーマンや、スッキリとした味わいのダージリン、コクのあるアッサムなど、さまざまな種類があります。さらに、アールグレイに代表されるフレーバーティーともなると、その種類は多く、数え切れません。

それもそのはず、紅茶は実に懐の深いお茶で、いろいろな食材と組み合わせて、おいしくいただくことができ、それぞれに効能をもたらしてくれます。体を温める力が絶大なスパイスティー、気をめぐらせる働きのある香り豊かなフレーバーティーはその代表格。

そのほか、ドライフルーツやハーブ、花などのお茶では、ベースに紅茶が使われることも多いです。

## おいしい淹れ方

①ティーポットに紅茶の茶葉小さじ2を入れ、熱湯400mℓを注ぐ。
②2～3分蒸らす。
③茶葉をかき混ぜるか、プレス式のポットの場合は2～3回ポンピングさせ、香りと色を出す。

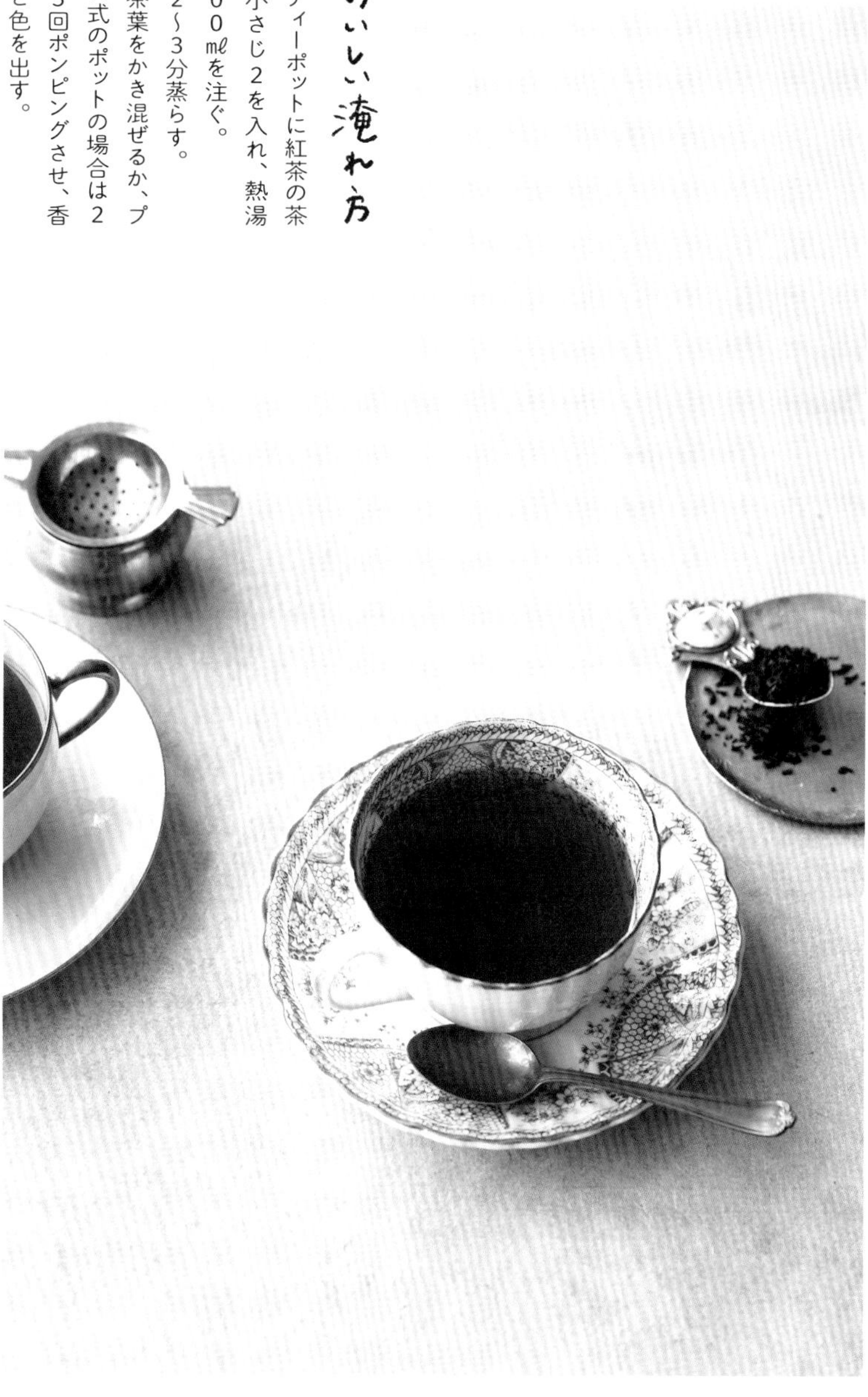

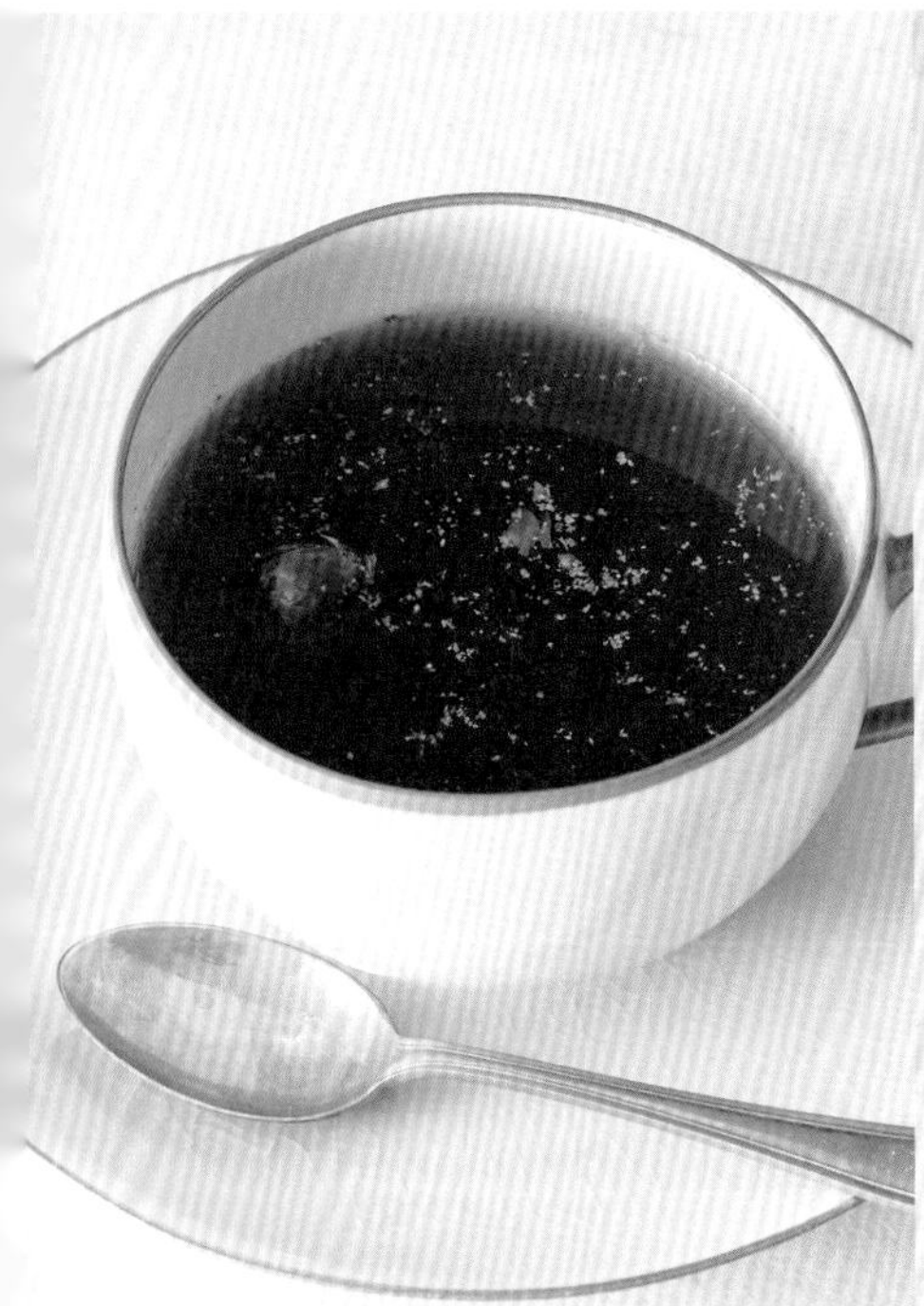

## ＋クローブ

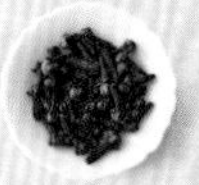

### 冷えを改善、風邪予防にも

チャイにも使われるスパイスの一種。温める効果が強く、紅茶との相乗効果が期待できます。また、甘い香りが胃の働きを助けるともいわれています。香りが強いので使いすぎには注意を。

**材料と作り方**

①ティーポットに、紅茶の茶葉小さじ2とクローブ2〜3本を入れ、熱湯400㎖を注ぐ。

②2〜3分蒸らし、茶葉をかき混ぜるかポンピングする。

※カップにクローブ1〜2本を入れ、紅茶150㎖を注いでもOK。

## ＋ローズ

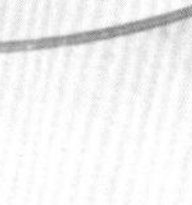

### 女性におすすめの組み合わせ

ローズ（マイカイカ）は、独特の甘い香りが気・血をめぐらせるといわれ、血が滞りやすい女性にもってこいの組み合わせ。ほかの花なら、温性で気をめぐらせる桂花（キンモクセイ）もおすすめ。

**材料と作り方**

①ティーポットに、ガクを取り除き、手で崩したローズ（マイカイカ）3〜5輪と、紅茶の茶葉小さじ2を入れ、熱湯400㎖を注ぐ。

②2〜3分蒸らし、茶葉をかき混ぜるかポンピングする。

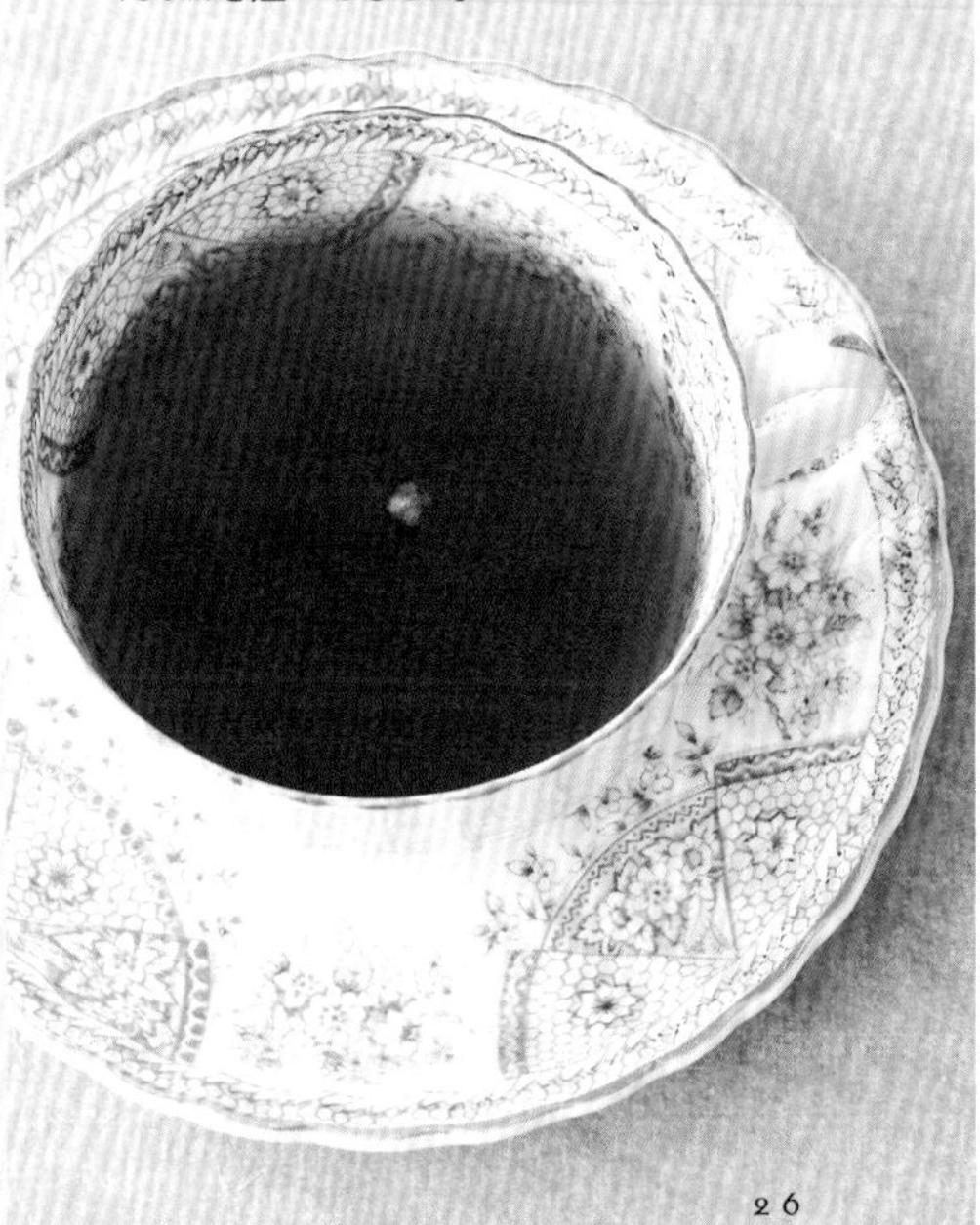

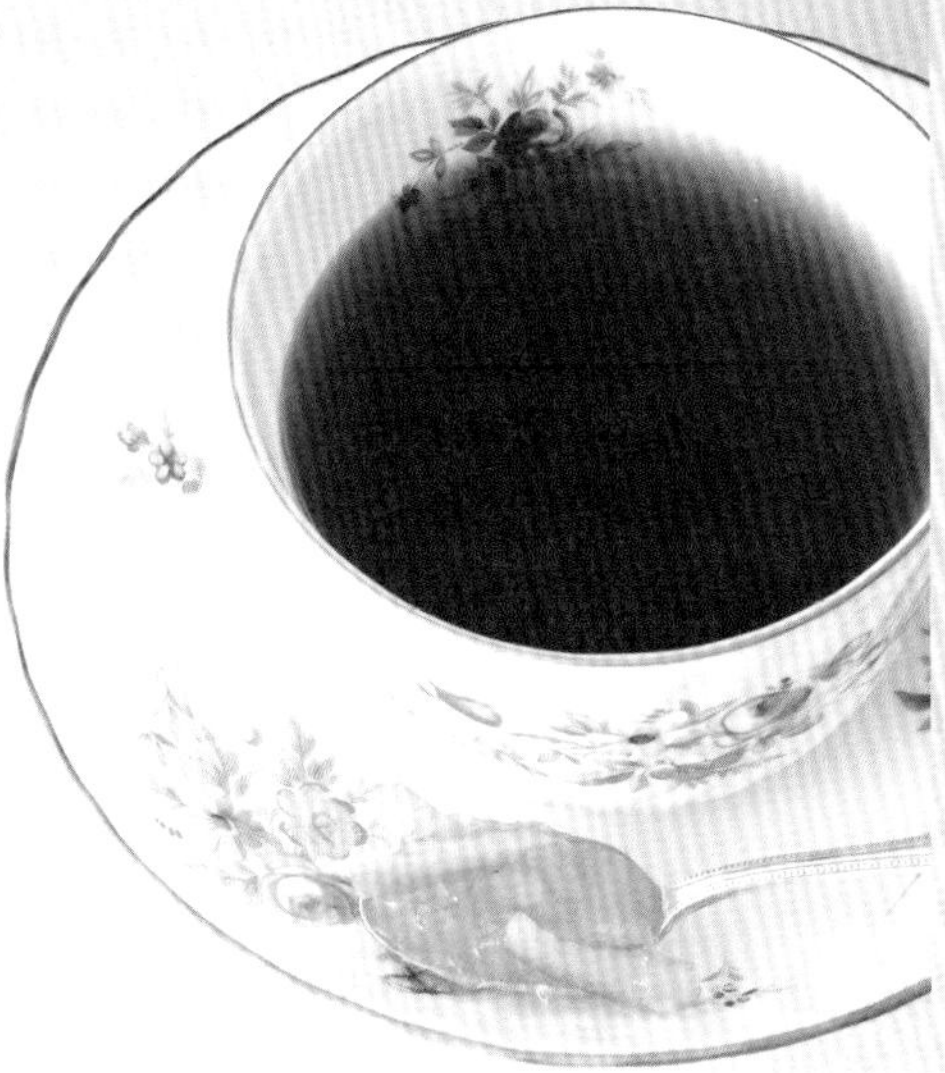

## ＋プルーン

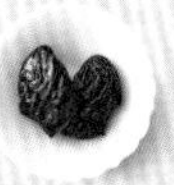

### ドライフルーツは相性◎

紅茶と相性のよいドライフルーツのなかでも、プルーンは血を養い、便秘解消に働き、冷えからくる血虚や便秘に有効です。このほか、レーズン、ドライいちじく、ドライマンゴーなどもよく合います。

**材料と作り方**

①プルーン１個は、お湯で洗ってから種を取って刻み、カップに入れる。
②紅茶150mℓを注ぎ、よく混ぜる。
※プルーンも最後に食べる。

## ＋マーマレード

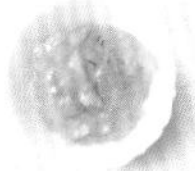

### ジャムの甘味でほっとひと息

砂糖がわりにジャムをプラス。コクのある甘味が気分を落ち着かせ、マーマレードなら、柑橘の香りが気をめぐらせてくれます。イライラや不安感のあるとき、気分をリセットしたいときに。

**材料と作り方**

カップにマーマレード大さじ１を入れ、紅茶150mℓを注ぐ。

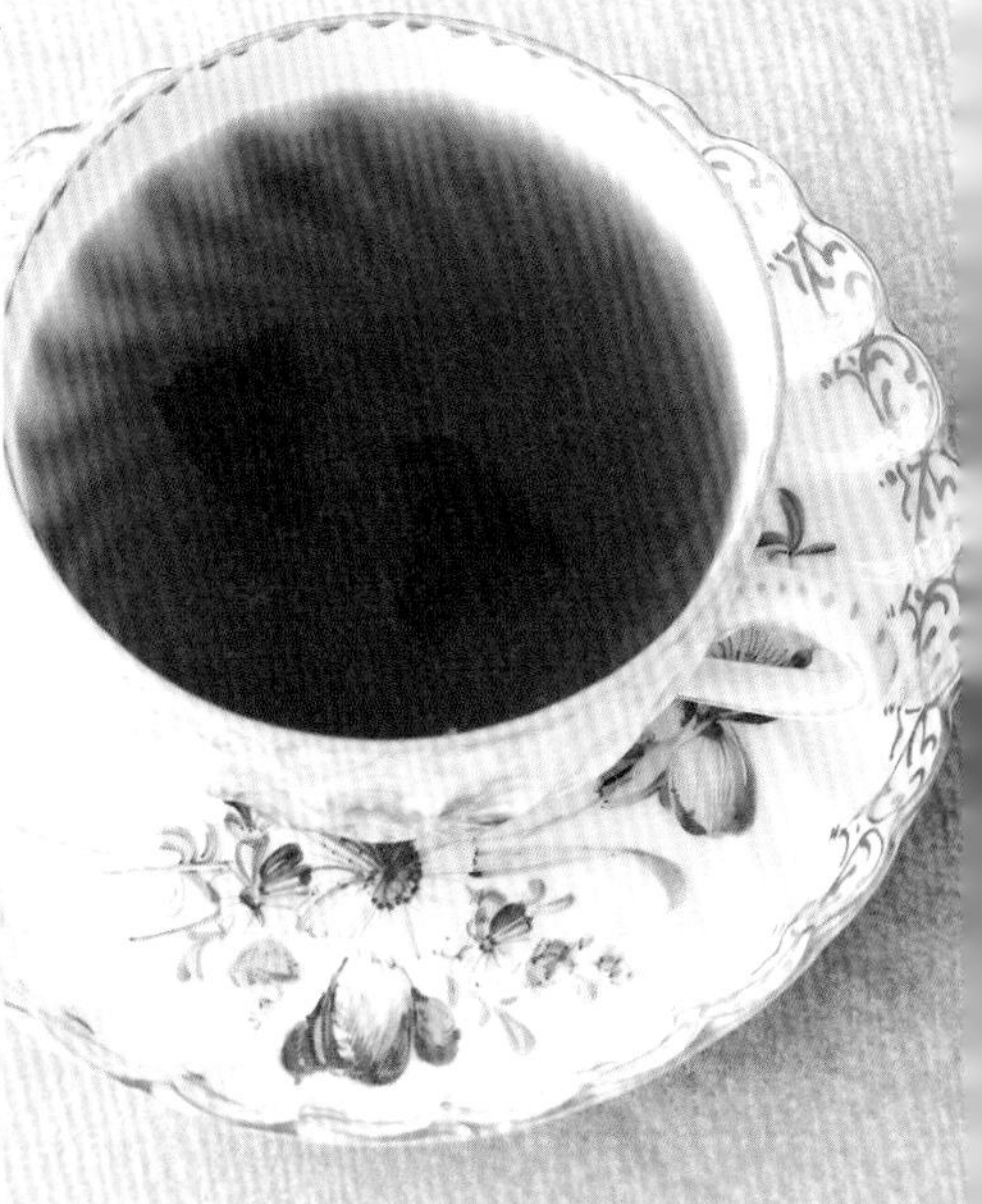

# 烏龍茶

脂肪を分解して
消化を促進する
食中茶の代表格

性質　涼性・平性
体質　陰虚・陽熱
水毒・瘀血
季節　通年

日本で最もポピュラーといってもいい中国茶のひとつで、半発酵茶。その種類は何百種類ともいわれ、味わいも実にさまざまです。

たとえば、標高の高いところで栽培されている高山茶や岩に生えている岩茶。岩茶はミネラルが多くかたい味が特徴です。発酵を止めるタイミングでも味わいや香りに差が出ます。また、発酵が進むにつれ、温性に傾く傾向も。

さらに、お手軽なものから、高級なものまで、品質にも幅があります。中国や台湾では、「お茶で身上をつぶす」といわれるほど、高価なものもあるようです。

烏龍茶は日本でも食事と一緒に飲むことが多いお茶ですが、プーアール茶（P76）と並んで、脂肪を分解してくれることが知られています。中国料理に限らず、脂っこい料理の食中茶として最適です。

さらに、食べすぎによるおなかの張りを和らげ、水分代謝を促進してむくみ改善にも有効です。

ペットボトルのお茶など、冷たいものが定番ですが、温かいものを飲むことが大切です。冷たいと脾・胃を冷やし、消化・吸収の働きを低下させてしまいます。また、中国茶は香りも楽しむもの。ポットで淹れれば、2～3煎は抽出できるので、香りの変化も感じながら味わってみてください。

## おいしい淹れ方

①ティーポットに烏龍茶の茶葉小さじ2を入れ、90度のお湯400㎖を注ぐ。

②1分ほど蒸らす。

※2煎目以降は蒸らし時間を10〜20秒長めに。

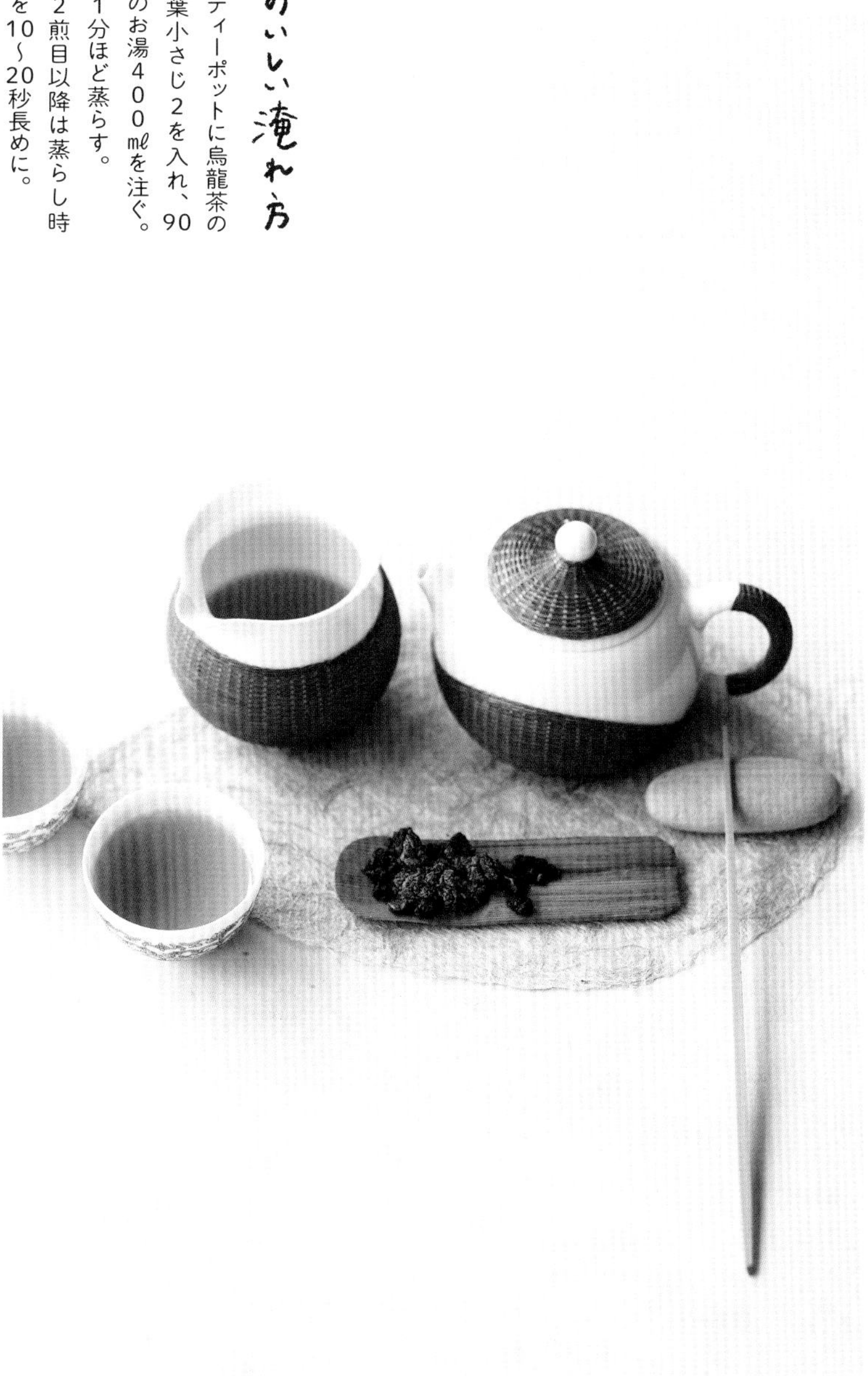

## ＋ジャスミン

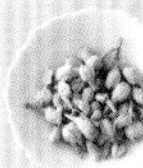

### 落ち込んだらジャスミンの力を

爽やかで軽やかな香りが、気をめぐらせ、こころを軽くしてくれるジャスミン。落ち込んだときは、ドライの花をプラスして。フレッシュの花は、毒性があるものもあるので、使用には注意を。

#### 材料と作り方

①ティーポットにジャスミンの花（ドライ）小さじ1と烏龍茶の茶葉小さじ2を入れ、90度のお湯400㎖を注ぐ。

②10秒ほど蒸らす。

※フレッシュのジャスミンの場合は食用のアラビアジャスミンを使用すること。

※市販のジャスミン茶でもOK。

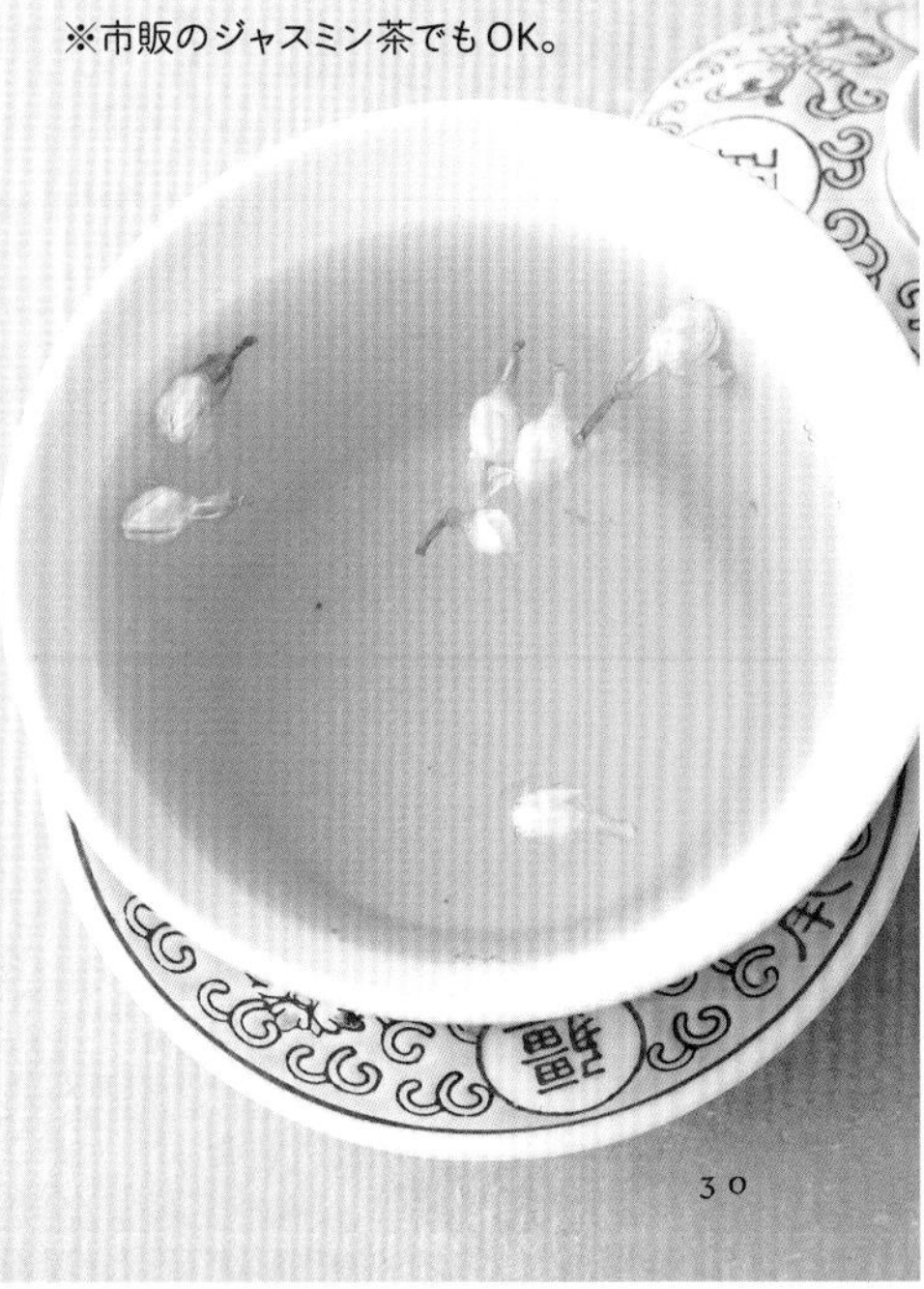

## ＋菊花

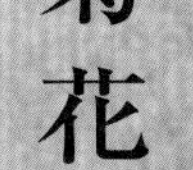

### 夏のイライラ解消や疲れ目に

体の熱をとる作用のある菊花を加えれば、夏のイライラを解消し、暑気払いにもなります。また、菊花は目の特効薬。目の充血、疲れ目に加え、眼精疲労を伴う頭痛にも有効です。

#### 材料と作り方

①ティーポットに菊花（ドライ）10輪と烏龍茶の茶葉小さじ2を入れ、90度のお湯400㎖を注ぐ。

②10〜20秒蒸らす。

## ＋牛乳

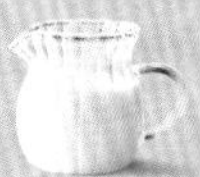

### 肌の乾燥が気になる人に

少し濃いめに淹れた烏龍茶に牛乳を加えると、まろやかな味わいに。牛乳の肌を潤す効果で、乾燥肌の改善に働きます。烏龍茶には精神安定の働きもあるので、ミルクティーならほっとできます。

**材料と作り方**

カップに温めた牛乳50mℓを入れ、濃いめに淹れた烏龍茶150mℓを注ぐ。
※烏龍茶を淹れる際、茶葉を多めにするか、抽出時間を長めに。

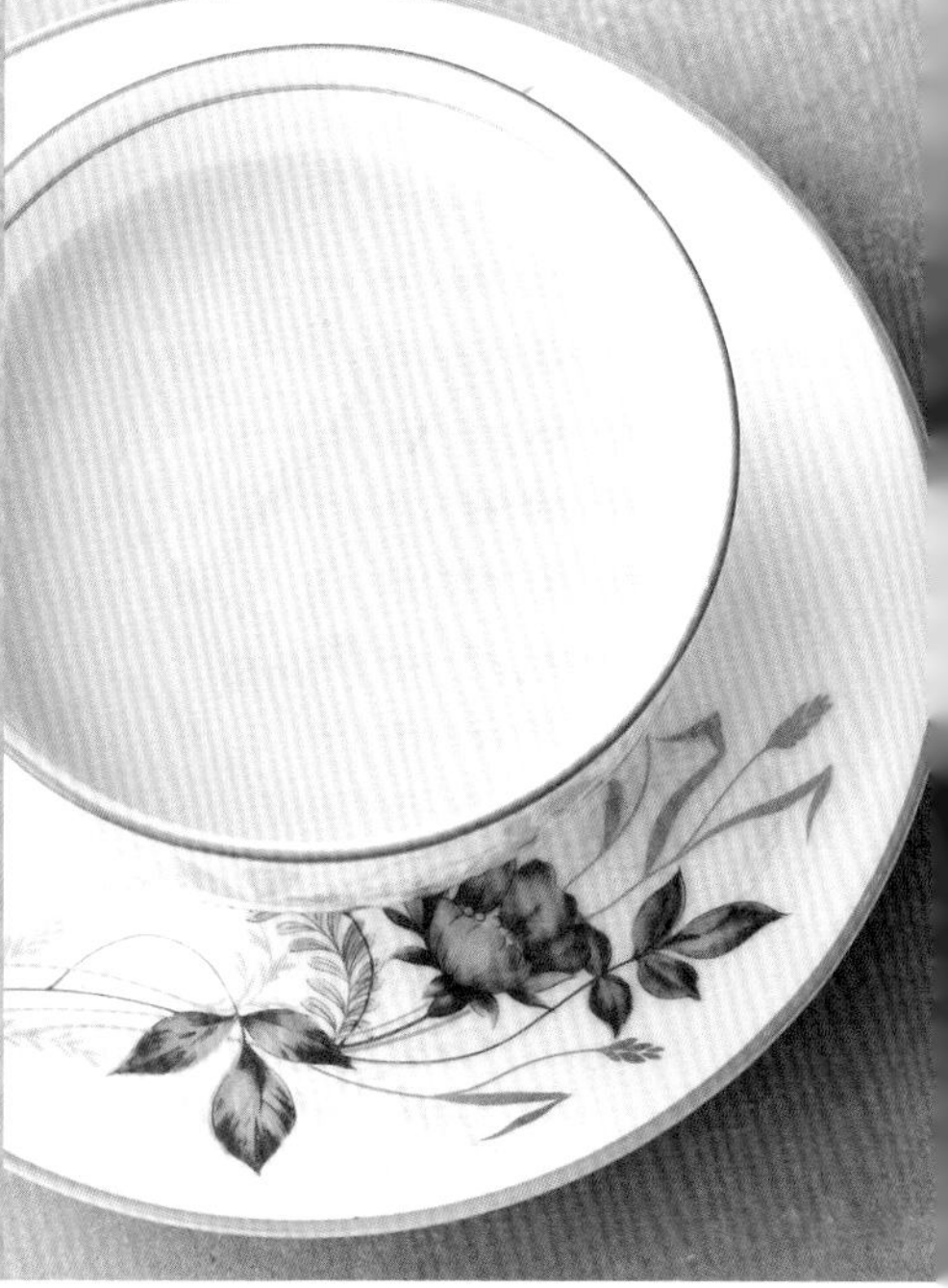

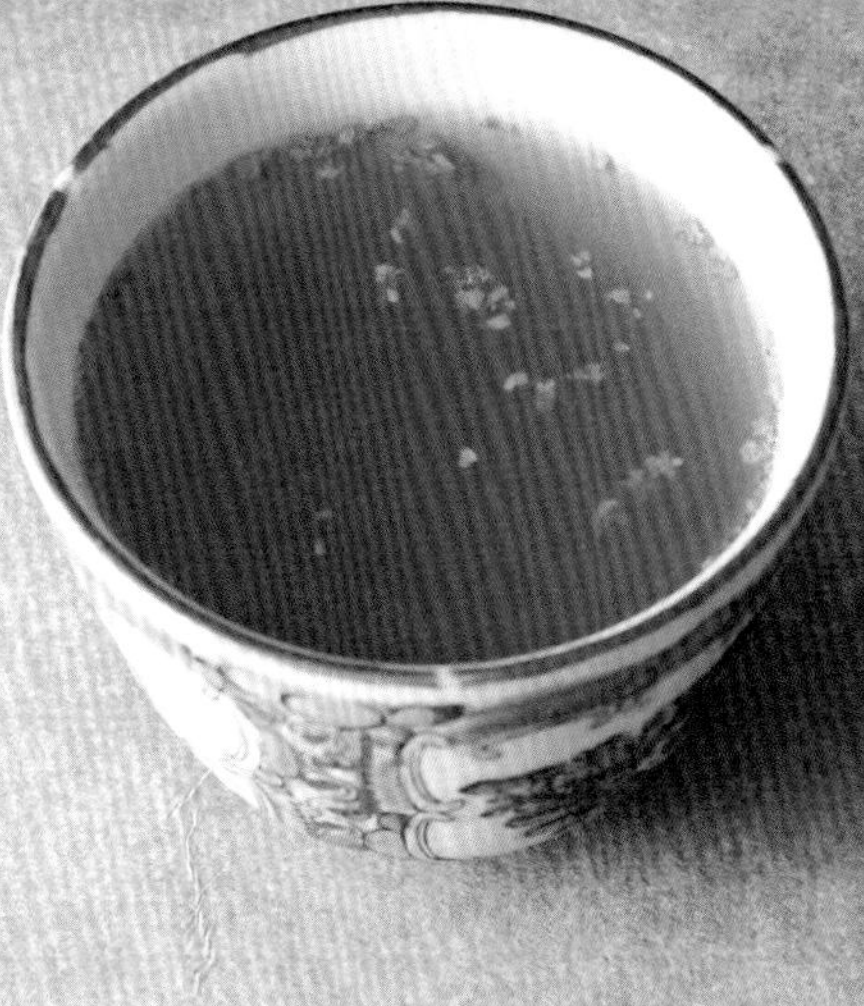

## ＋おろししょうが

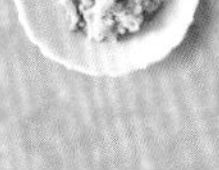

### 食中茶の働きをパワーアップ

しょうがの香りは、胃液の分泌を促し、消化促進効果が期待できます。食中茶として最適な烏龍茶に加えれば、胃腸を強力にサポート。また、気をめぐらせ発散してくれるので、夏の暑気払いにも。

**材料と作り方**

①ティーポットにおろししょうが小さじ1/2と、烏龍茶の茶葉小さじ2を入れ、90度のお湯400mℓを注ぐ。
②10秒ほど蒸らす。

# コーヒー

元気を回復。
深いりなら
便秘や二日酔いに

性質
温性

体質
気滞・水毒
瘀血・陽虚

季節
通年

コーヒーは、熱帯地方の暑い地域が原産のため、本来は体を冷やす性質ですが、焙煎の過程で熱が加わることで、温性に変化します。この焙煎、コーヒーの効能を知るうえで、実はとても大切なポイント。というのも、深いりと浅いりで、性質や効能が異なるのです。

深いりは熱が加わる時間が長い分、温める力もアップし、苦味も強くなります。苦味には、下に降ろす作用があり、便秘や二日酔いに効果があると考えられます。

浅いりは、深いりよりも焙煎時間が短いため、一説には平性または涼性ともいわれますが、一番の特徴は酸味が強いこと。酸味には、ものを固めたり、収れんしたりする作用があり、軟便気味の人にはよいですが、酸味が胃を刺激するので、空腹時に飲むのは避けること。飲む場合は、甘いものを一緒に。ちなみに、コーヒーに砂糖を入れる場合、きび砂糖ならコクのある味わいに、スッキリ飲みたいならグラニュー糖がおすすめ。

焙煎度にかかわらず、コーヒー自体には、心を助けて気・血をめぐらす働きがあります。やる気がないときや眠気があるときに飲むと元気に。ただし、飲みすぎると、温性で利尿作用があるため、水分が出すぎて、のどや肌の乾燥を招くので、注意しましょう。

## おいしい淹れ方

①ドリッパーにペーパーフィルターをセットし、挽いたコーヒー10gを入れて、サーバーにセットする。
②熱湯200㎖をドリップポットに入れ替えるか、ひと呼吸おいて少し冷まし、ドリッパーに円を描きながら注いで抽出する。

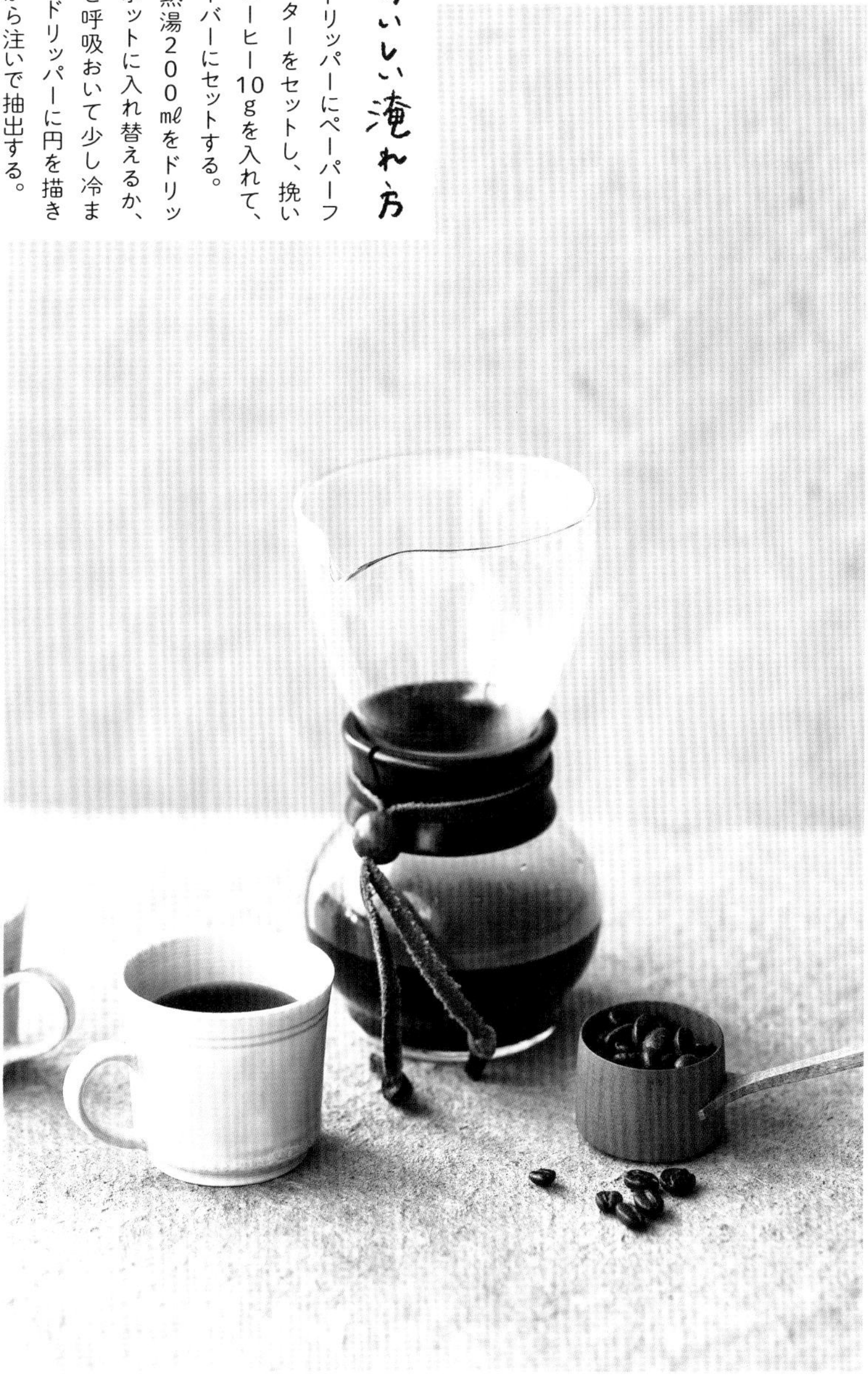

# コーヒー＋1食材で効果アップ

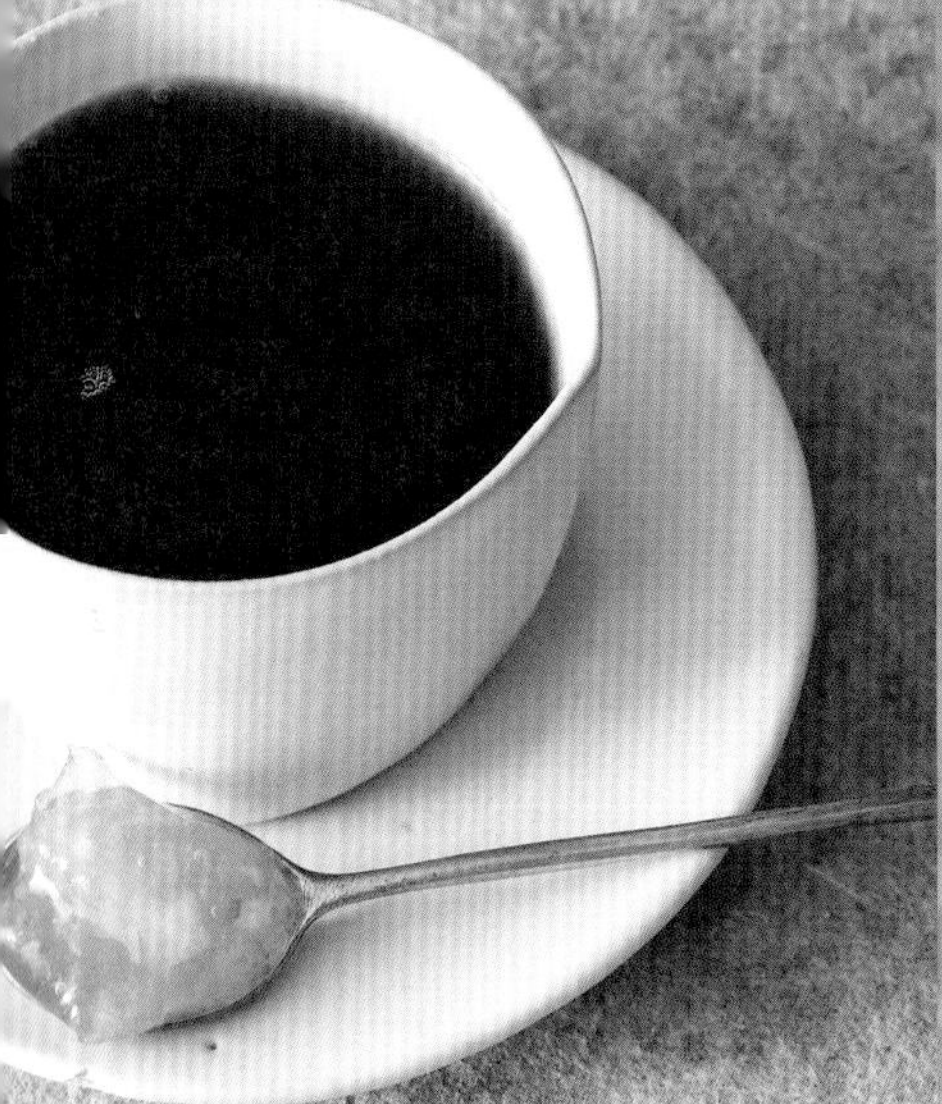

## ＋ココア

### 疲れがひどいときに

いつもより疲れたと感じたときのコーヒーブレイクは、ココア入りコーヒーに。ココアはコーヒー同様、覚醒作用があるほか、気を補い疲労回復に働きます。はちみつなどで甘味をプラスしても。

**材料と作り方**

カップ1杯のコーヒーに、ココア小さじ2を加え、よくかき混ぜる。

## ＋マーマレード

### コーヒーと柑橘のアロマ効果

コーヒーを淹れるときに漂うアロマは、忙しいときを過ごすなかで、ひとときのやすらぎを与えてくれます。そこにオレンジの香りが加われば、気をめぐらせ、リフレッシュ効果が高まります。

**材料と作り方**

カップ1杯のコーヒーに、マーマレード大さじ1を加える。
※オレンジピールで代用してもOK。

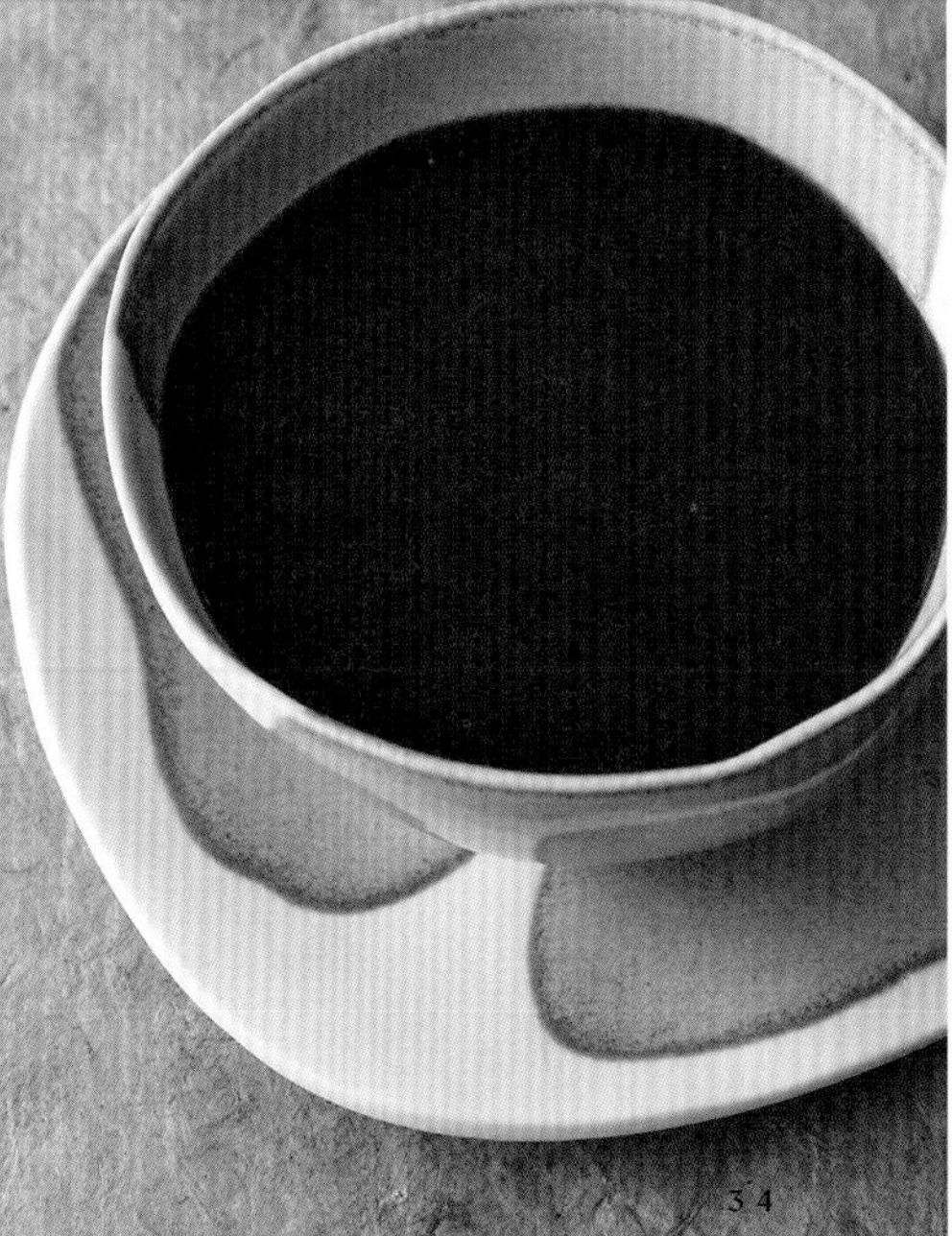

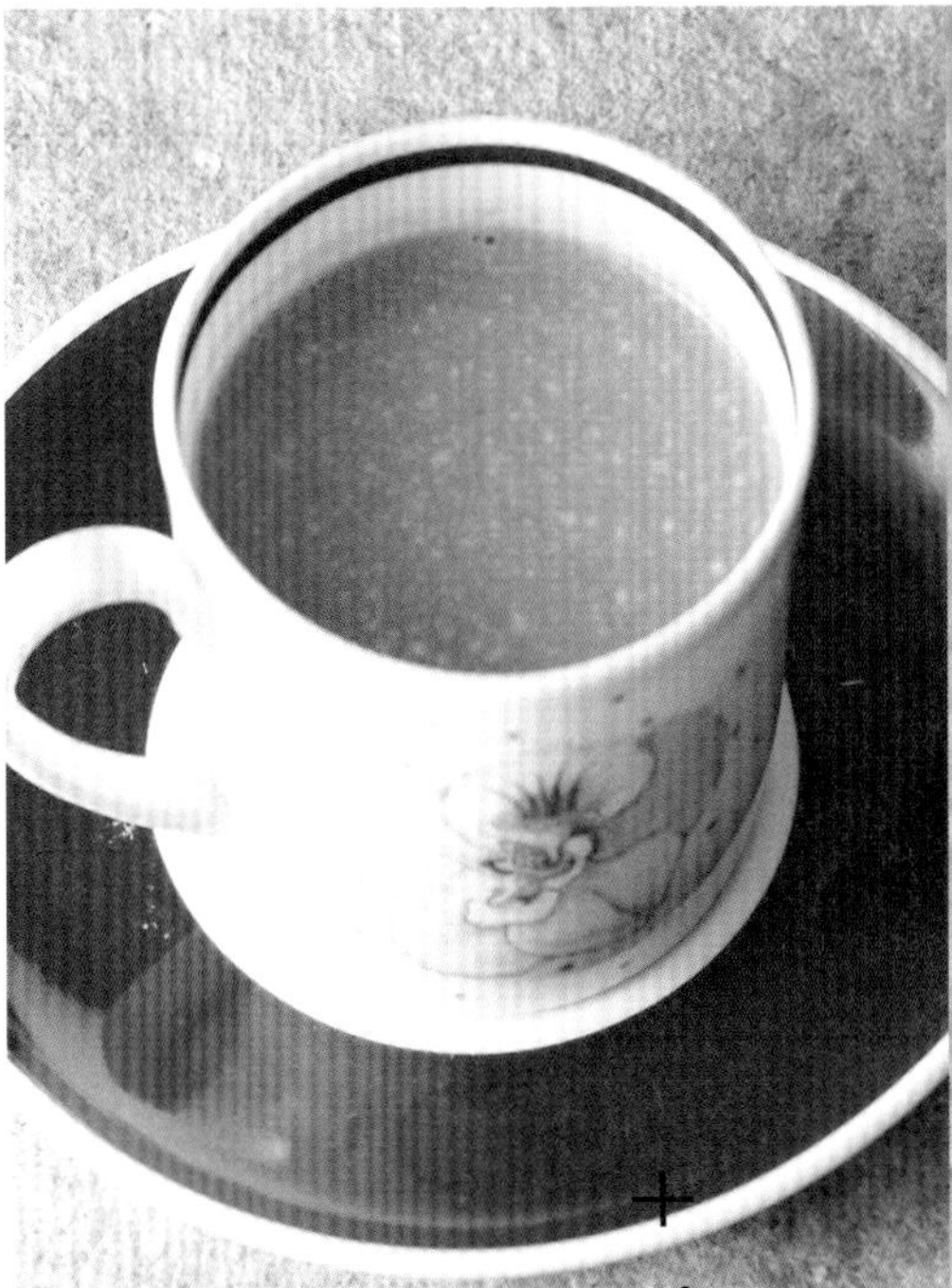

## ＋メープルシロップ

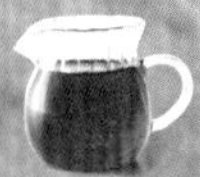

### 甘味が脳を満たして幸福感アップ

香ばしさとコクのある甘味が、気分を和らげ、コーヒーのアロマと相まって幸福感をもたらしてくれます。また、ビタミン・ミネラル・ポリフェノールも豊富。薬膳的には肺と腸を潤します。

**材料と作り方**

カップ１杯のコーヒーに、メープルシロップ大さじ１を加える。

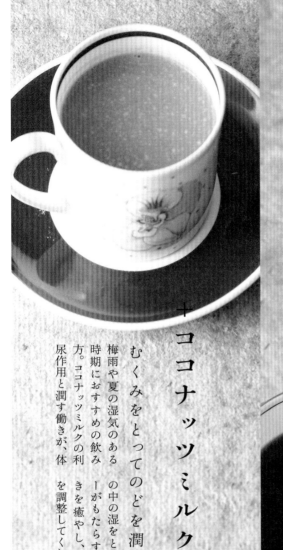

## ＋ココナッツミルク

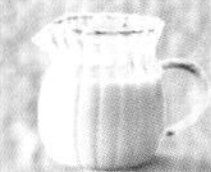

### むくみをとってのどを潤す

梅雨や夏の湿気のある時期におすすめの飲み方。ココナッツミルクの利尿作用と潤す働きが、体の中の湿をとり、コーヒーがもたらすのどの渇きを癒やし、体の水分を調整してくれます。

**材料と作り方**

カップ１杯のコーヒーに、ココナッツミルク大さじ２を加え、よくかき混ぜる。

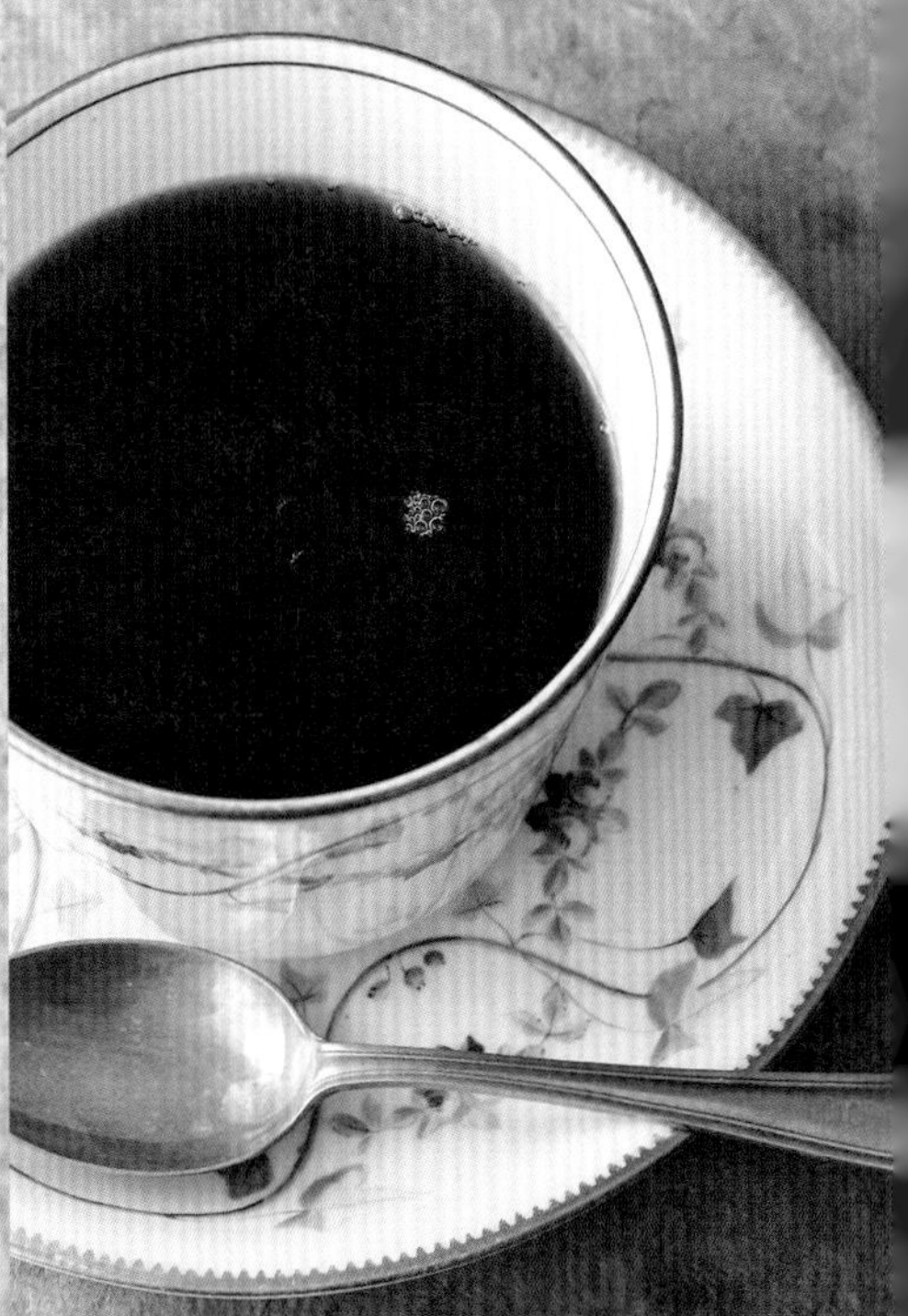

コラム1

# マイボトルのすすめ

コンビニや自動販売機がいたるところにある日本では、ペットボトルの飲料は、いつでもどこでも手軽に手に入ります。そんななかでも、あえてマイボトルをおすすめしたいのは、人の体質は千差万別で、体調は日々変化するものだから。また、市販の飲料は季節に合わせて、夏は冷たいものがメインに売られていますが、生活する

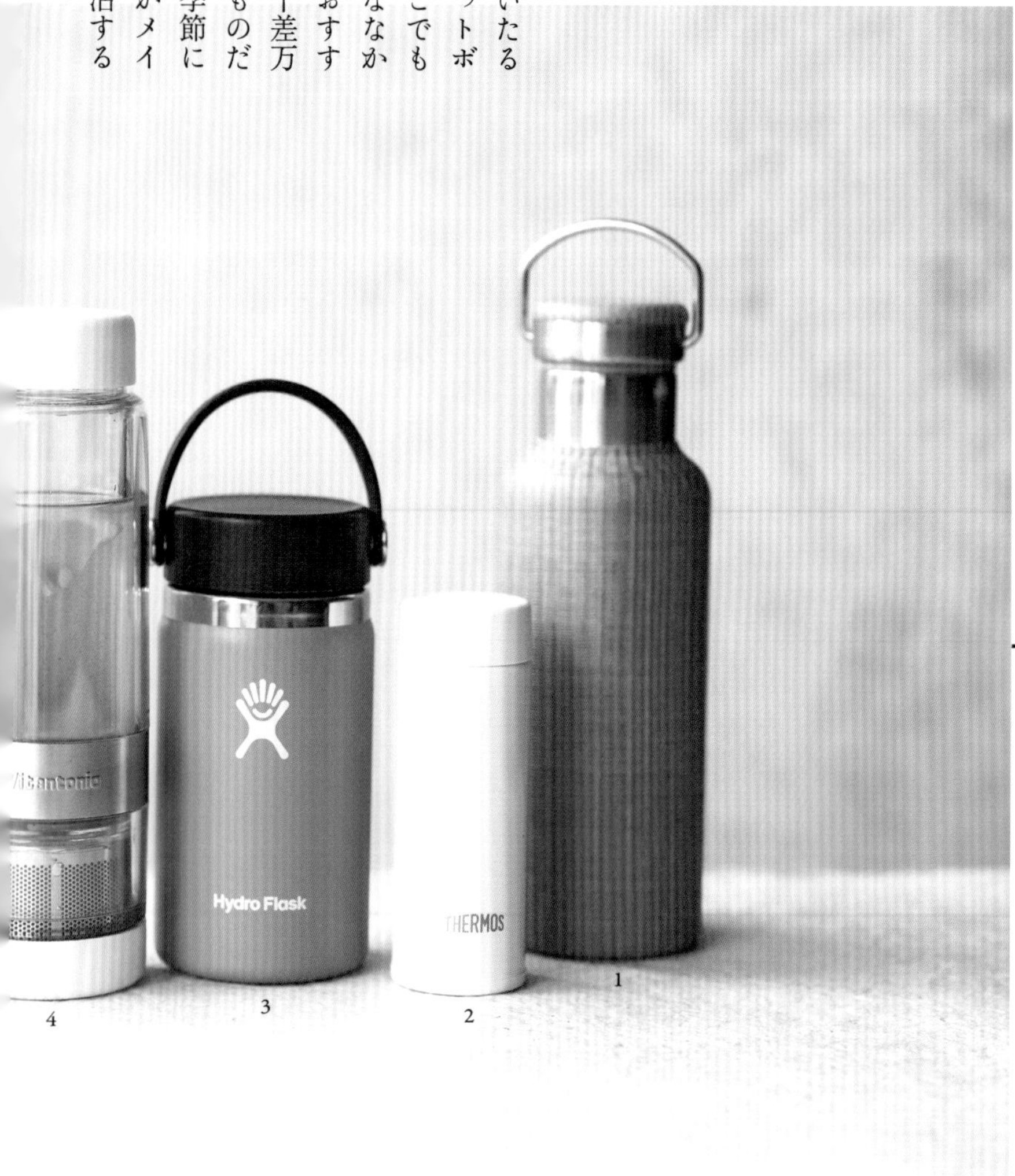


4　3　2　1

環境も自然に反して夏でも冬のように寒い場所で過ごす人もいます。

自分で作るお茶は自分の体質、季節、過ごす環境などに対応できます。自分に合った薬膳食材をプラスした養生茶を、マイボトルに入れて持ち歩くのをぜひ習慣に。

日々のちょっとした不養生が知らないうちに体調を崩すように、自分をいたわるちょっとした養生を日々実践していると、知らないうちに不調が減り、日々元気に、快適に過ごせるため、こころが軽くなります。


また、薬膳の養生は毎日続けることが大事。毎日ペットボトルのお茶を買い続けるのは、お財布にも厳しいものです。そんな意味でも、マイボトルは経済的で、体にもお財布にもやさしいといえます。

次のページに、マイボトルにおすすめの食材を、効能別の組み合わせで紹介しています。体調やシーンに合わせて活用してみて。

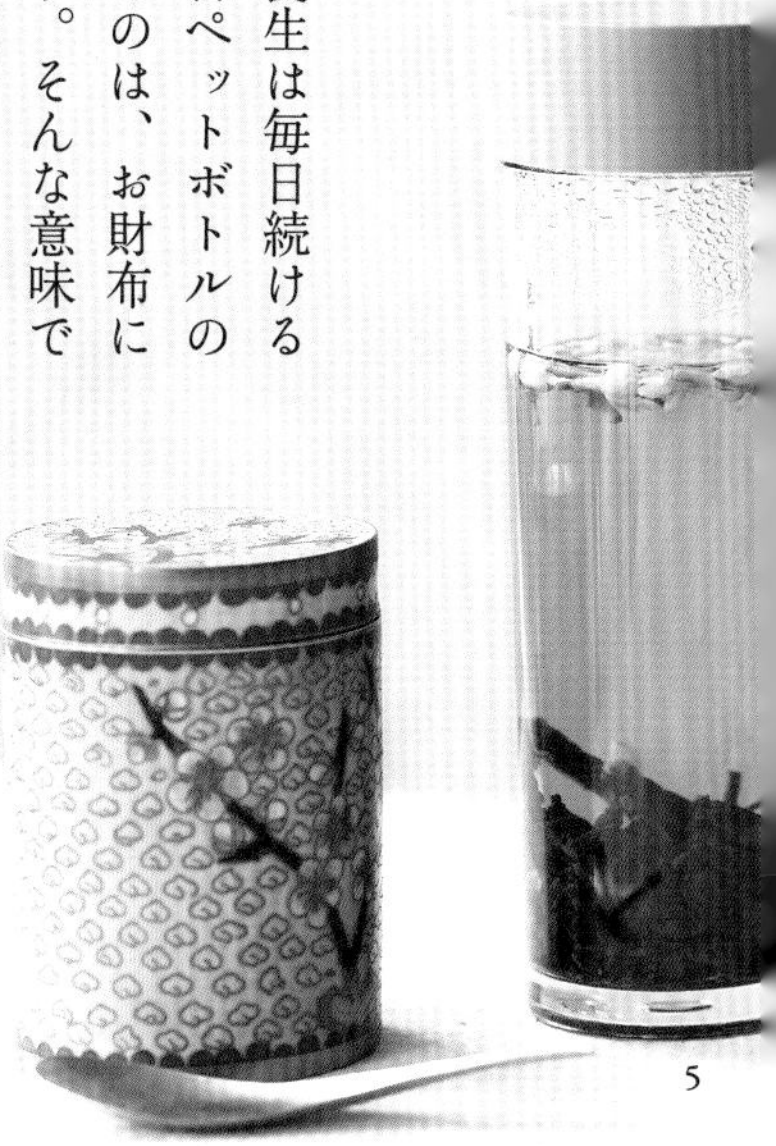

5

1. ステンレスと竹素材がモダンなデザインのボトルは本場・中国製の「竹編ステンレス保温ポット」1万9800円／景徳鎮 | 2. わずか約90gと軽量で持ち運びに便利な「真空断熱ポケットマグ/JOJ-120」(3,300円)／サーモス | 3. キャップはハチの巣と同じ構造のハニカム断熱構造で温度のキープ力が抜群の「Hydro Flask/12oz wide mouth」(3,850円)／Hydro Flask | 4. 茶葉を入れるフィルターとボトルが一体で抽出後にボトルを回せば抽出がストップされて濃さをキープできる「ツイスティープラス/VTW-50」(3,630円)／Vitantonio | 5. 優れた耐久性と耐熱性、環境ホルモンを含まない安全性を併せもつ素材〝トライタン〟を使った茶漉し付きボトルの「チャトル®」(2,600円)／YouCha
※価格はすべて税込み価格です。

# お出かけにおすすめの組み合わせ

お茶に長く浸して成分を抽出できる、マイボトルにおすすめの食材を、シーン別にベストな組み合わせで紹介します。

ベースとなるお茶は400㎖を目安にしてください。

体力を使う日に

## 薬用人参&陳皮

脳や体力を使って気・血を消耗するときは、気を養う薬用人参3gに、気をめぐらせる陳皮を2つまみ。好みで氷砂糖小さじ1~2を加えると薬用人参の働きがアップします。ベースは沸きたてのお湯のほか、紅茶、ほうじ茶でも。熱々を注いで。

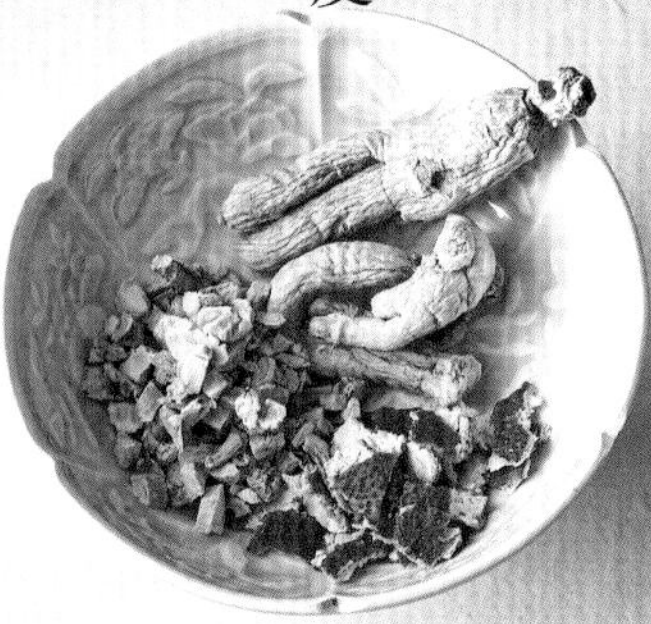

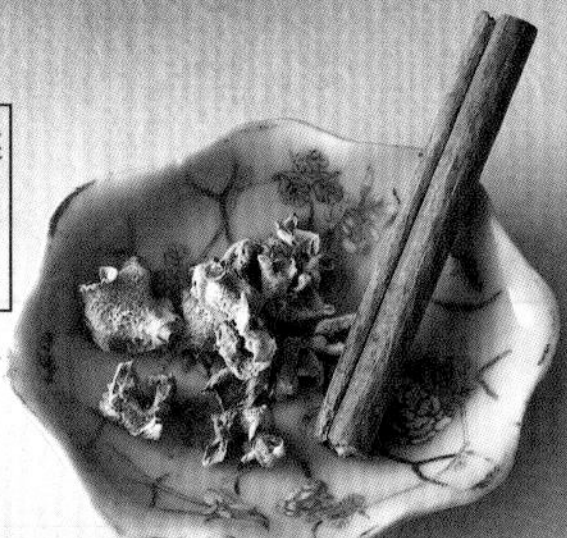

寒い日に

## 干ししょうが&シナモン

冬の庭仕事の定番です。どちらも体を温め、気をめぐらせてくれます。お茶は温性の紅茶や平性のほうじ茶で。干ししょうがは4~5枚、シナモンスティック1/2~1本はいくつかに折って。甘味のはちみつやきび砂糖小さじ1~2をプラスします。

胃腸が不調の日に

## 干ししょうが&ナツメ

ナツメ2個で気・血を養い、干ししょうが3~4枚でその気をめぐらせ、しょうがの脾・胃を温める力も借りましょう。ベースは温性か平性のお茶がおすすめで、紅茶やほうじ茶など。熱いものを使って。ナツメは刻んで入れて、最後に実もいただきます。

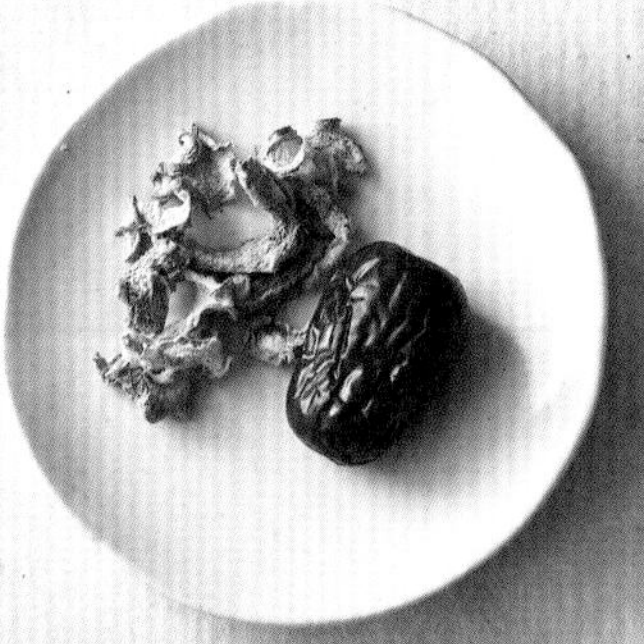

暑い日に

## ミント＆氷砂糖

体の熱をとって上がった気を降ろすミント（ドライ）小さじ1、エネルギーを補給して暑さからくるイライラを解消する氷砂糖小さじ1～2の組み合わせを。効果を高めるには、常温かホットの緑茶や烏龍茶、麦茶など涼・寒性のお茶を使います。

パソコン仕事の日に

## 菊花＆クコの実

パソコンによる目の酷使は熱を生みます。ベースには、平性～寒性の、麦茶、緑茶、烏龍茶、ルイボスティーがおすすめで、熱いものを。プラスするのは、熱とり効果のある菊花5～6輪と、目を助けるクコの実小さじ2。クコの実は実も食べましょう。

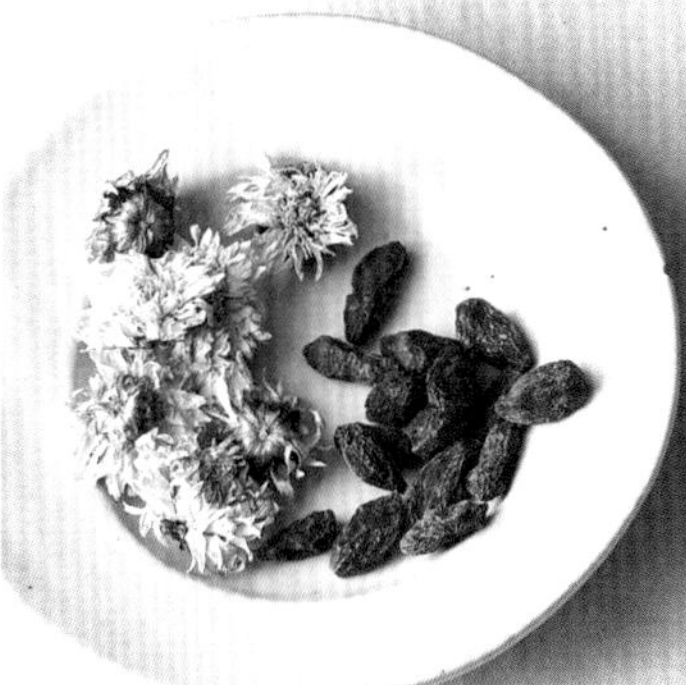

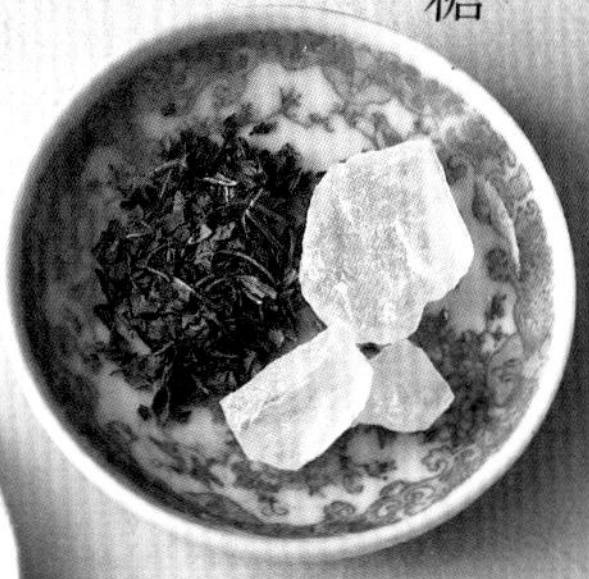

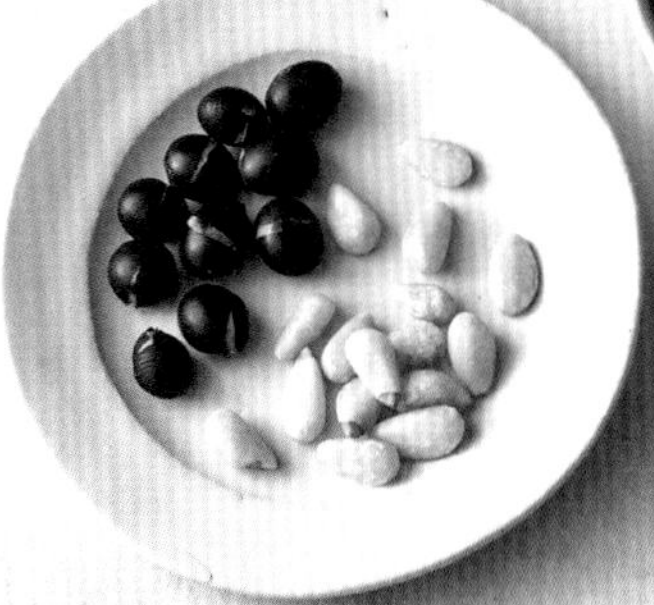

気苦労が多く疲れる日に

## 黒豆＆松の実

気力の低下を補う松の実小さじ1と、精力の源である腎を養ういり黒豆大さじ1を。松の実には、免疫力を高める効果もあります。どちらも最後に食べましょう。ベースは沸きたてのお湯で、好みではちみつやきび砂糖大さじ1を加えてもOK。

### 持ち歩きに適さないドリンク

本書で紹介しているお茶とプラス1食材のアレンジは、基本的にはマイボトルで持ち歩きOKですが、加熱していない牛乳などの乳製品や豆乳は腐敗の心配があるので、すぐに飲むほうが無難です。そのほか、酸味の強すぎるものなどはボトルの材質に合わない場合もあります。使用するボトルの取り扱い説明書を確認してください。

お茶といっても種類はさまざま。
ここでは効能別にお茶をご紹介。
さらに効能を高めてくれたり、
別の効能をプラスしてくれる
＋1食材もご参考に。

お茶として市販されているもの、
食材にお湯を注いで
お茶としていただくものまで、
24種のバリエーションが登場。

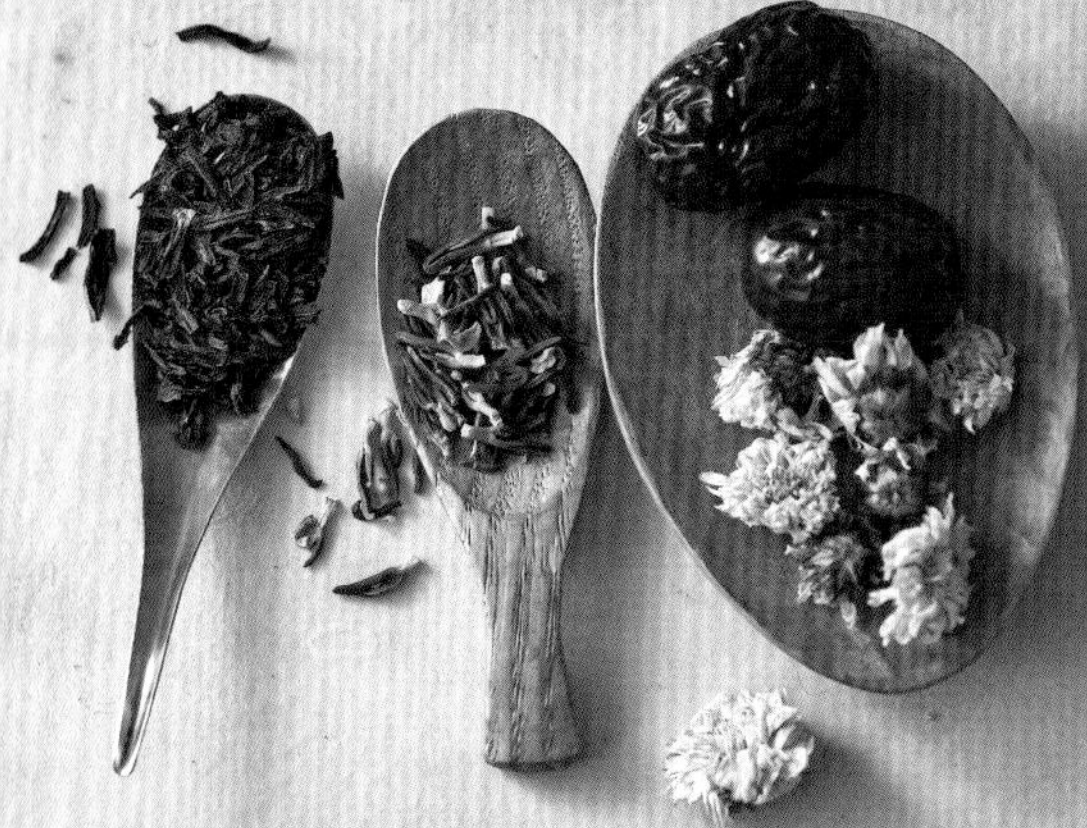

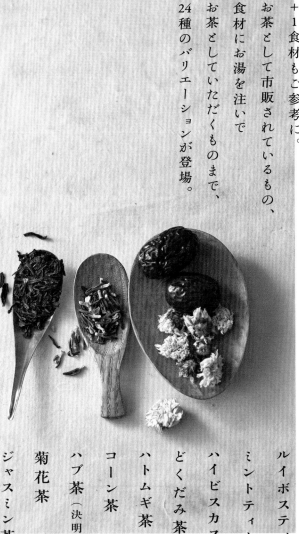

杜仲茶
ナツメ茶
しょうが茶
ルイボスティー
ミントティー
ハイビスカスティー
どくだみ茶
ハトムギ茶
コーン茶
ハブ茶（決明子茶）
菊花茶
ジャスミン茶

パート 2

# 体を整えるお茶と＋1食材

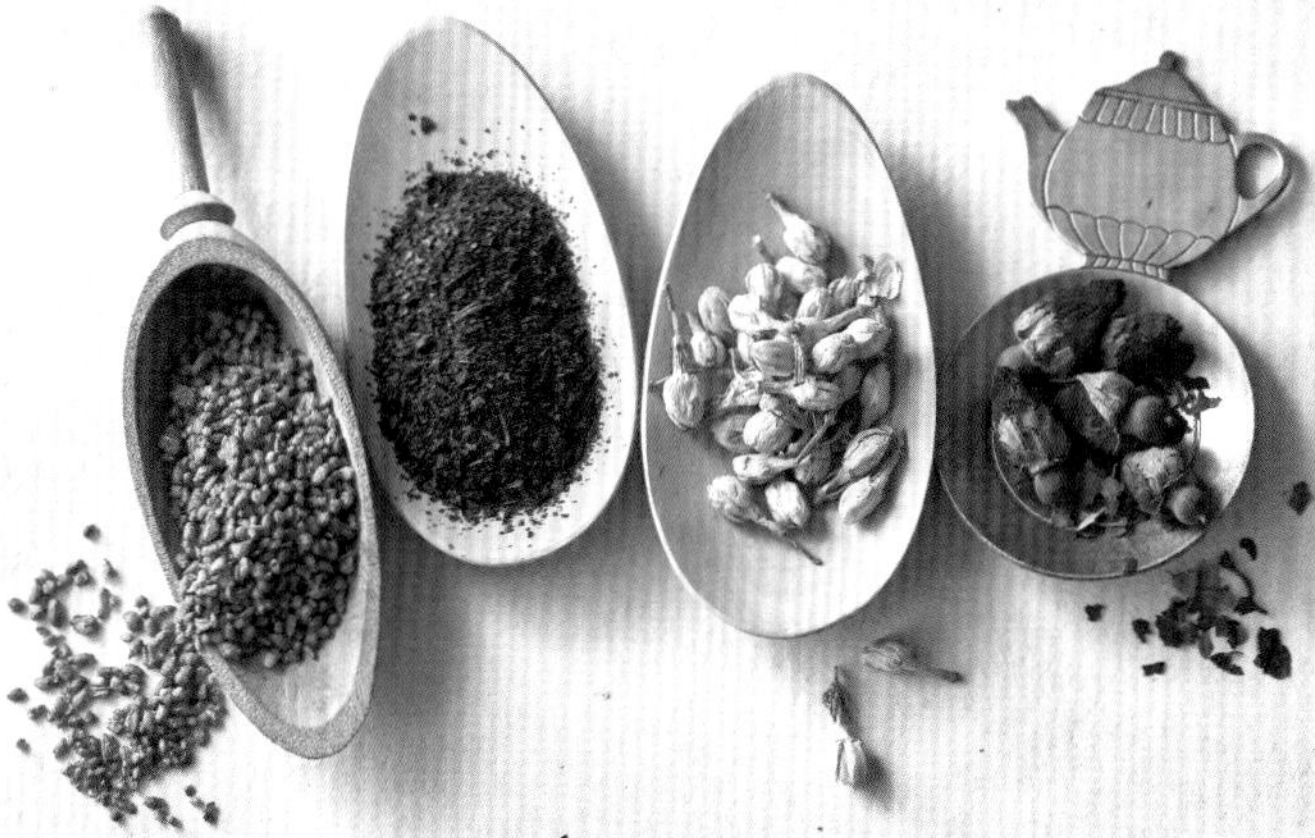

ローズティー
陳皮茶
レモンバーベナティー
蓮芯茶
カモミールティー
杏仁茶
ゆず茶
サラシア茶
プーアール茶
そば茶
黒豆茶
クコの実茶

体を温める

# 杜仲茶

体を温めて
肝と腎を養うお茶

性質 温性

体質 陽虚・気虚

季節 秋〜冬

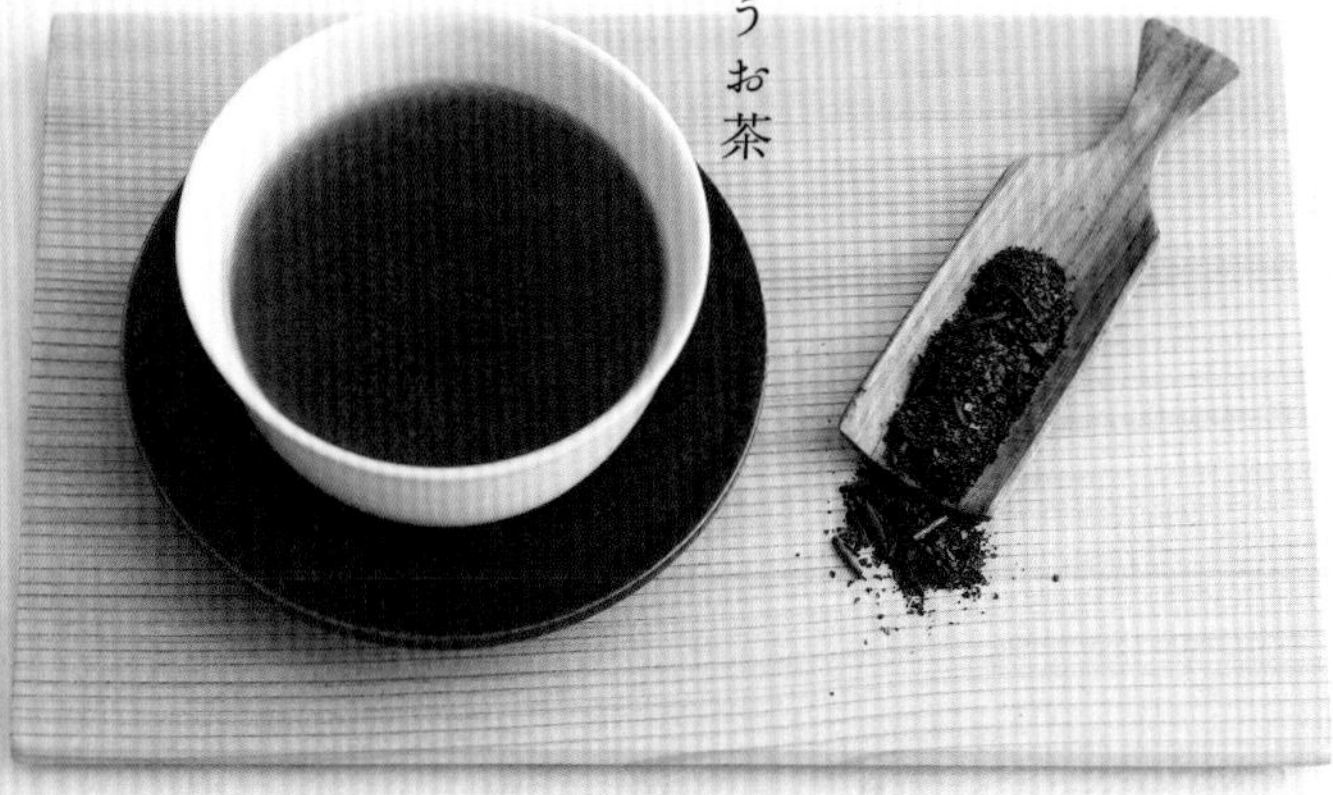

甘味のある味わいが特徴の杜仲茶は体を温める温性のお茶。

杜仲は中国四川省原産で、その起源は6500万年前の氷河期という、生きた化石といわれる木です。

漢方では樹皮が生薬*として使われ、古くから筋骨を強くして、精気を養うとされてきました。

一般には葉を使った杜仲茶がポピュラー。こちらも骨を丈夫にし、アンチエイジングに重要な肝と腎を補います。足腰を丈夫にして、加齢による腰痛や骨粗しょう症にも有効。

また、杜仲の葉は血の養生にも用いられ、とくに血圧を下げる効果が注目されて、昨今は特定保健用食品のお茶も見かけますね。

温性なので、冷え性の人は一年を通して飲用するとよいでしょう。冷えのない人も秋冬の寒い時期はぜひ。

＊漢方薬で使われる植物などの原料。

## ＋ナツメ

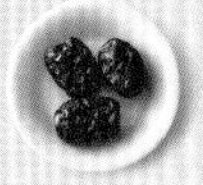

### 脾を元気にして肝・腎をサポート

甘味の杜仲に甘味のナツメ。甘甘コンビは、元気の源である脾を養い、気・血を補う力が倍増。杜仲は温性、ナツメは微温性なので、温め力が強いため、夏に飲むなら氷砂糖をプラスすると◎。

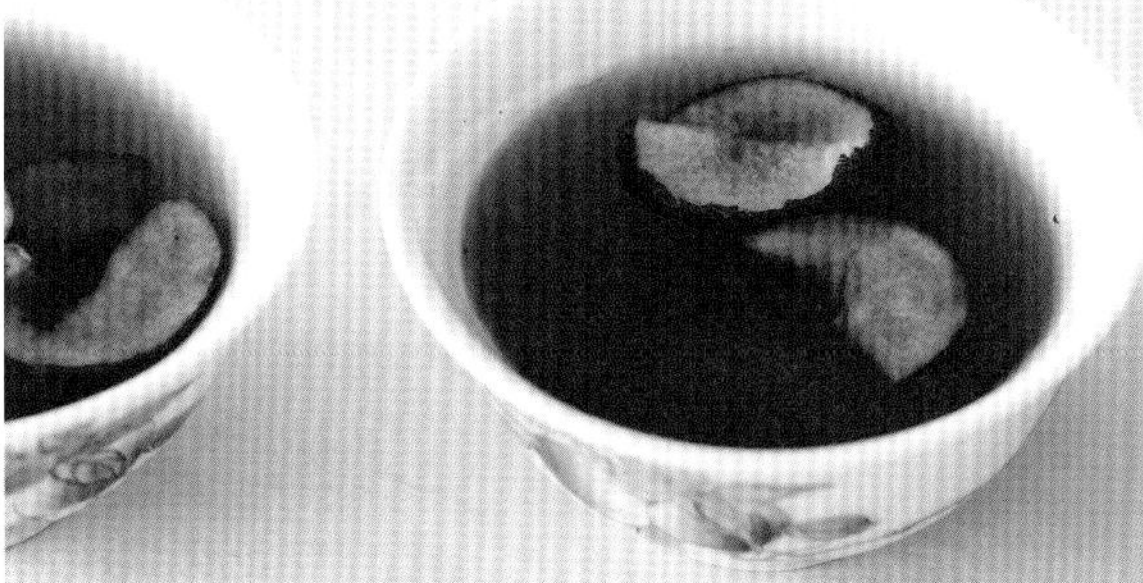

**材料と作り方**

①ナツメ1個は、縦に切り目を入れて種を取り出し、実を開いて端からくるくると丸め、薄切りにする。
②ティーポットに切ったナツメを入れ、杜仲茶300㎖を注いで20〜30秒蒸らす。マグカップで作ってもOK。
※ナツメも最後に食べる。

## 杜仲茶＋1食材で効果アップ

## ＋クコの実

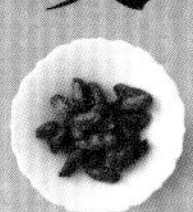

### アンチエイジングのダブル効果

杜仲と同様、肝と腎を養い、アンチエイジングに絶大な効果を発揮するクコの実をプラスすれば効果もダブルに。クコの実は目の不調にも働くので、眼精疲労にお悩みの人は取り入れてみて。

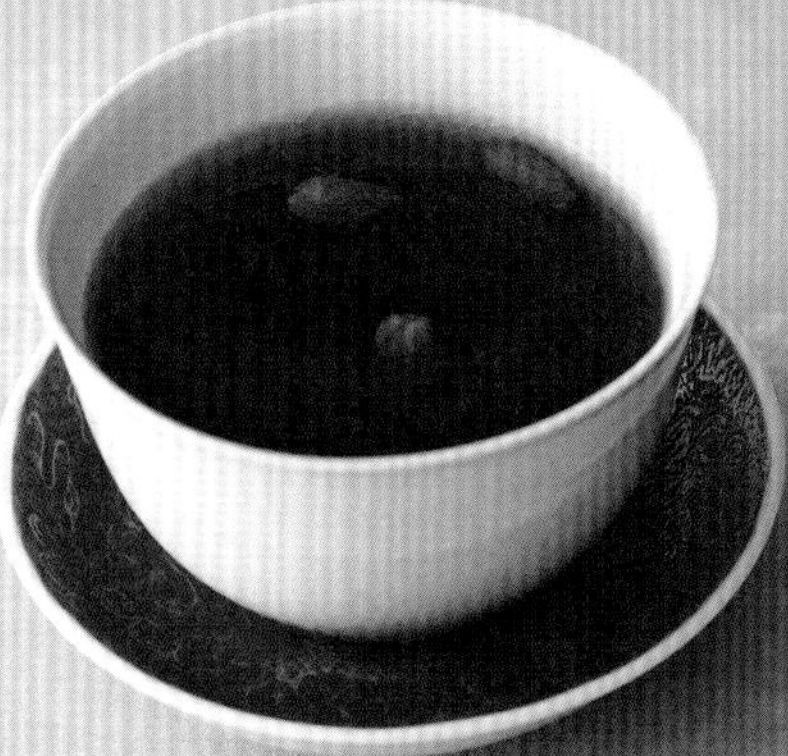

**材料と作り方**

①クコの実大さじ1/2は、ぬるま湯でさっと洗う。
②ティーポットにクコの実を入れ、杜仲茶300㎖を注いで20秒ほど蒸らす。マグカップで作ってもOK。
※クコの実も最後に食べる。

体を温める

# ナツメ茶

ほんのりとした甘味で
体も温まる

性質
微温性

体質
気虚・血虚
陽虚

季節
通年

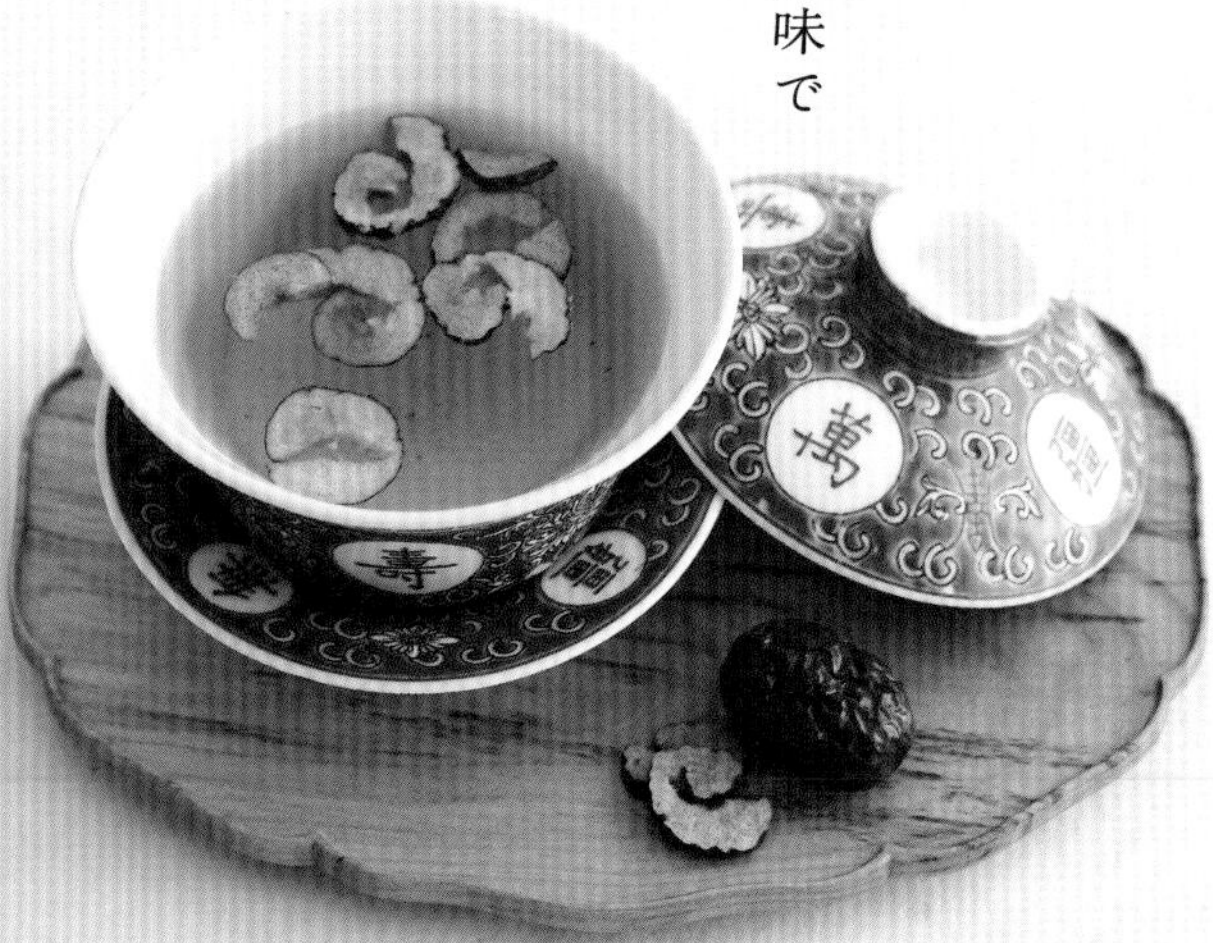

薬膳では「大棗《たいそう》」の名で使われ、血と気を補い、胃腸を元気にするナツメ。倦怠感や不眠、気・血不足からくるイライラ改善にも働きます。中国では、「1日3個食べれば、顔色がよくなる」といわれ、とてもポピュラーな食材です。

日本で一般的なのは乾燥のもので、有効成分をしっかり取り入れるには、薄くスライスして使います。

お茶にするには、さっと洗って縦に切り目を入れ、種を取り除いたら実を広げます。端から巻いて薄くスライス。1個分をカップに入れ、熱湯200㎖を注ぎ、ふたをして2〜3分蒸らし、温かいうちに飲みます。実にも成分が残っているので、最後は実も食べましょう。お茶でやわらかくなった実は甘味があっておいしくいただけます。

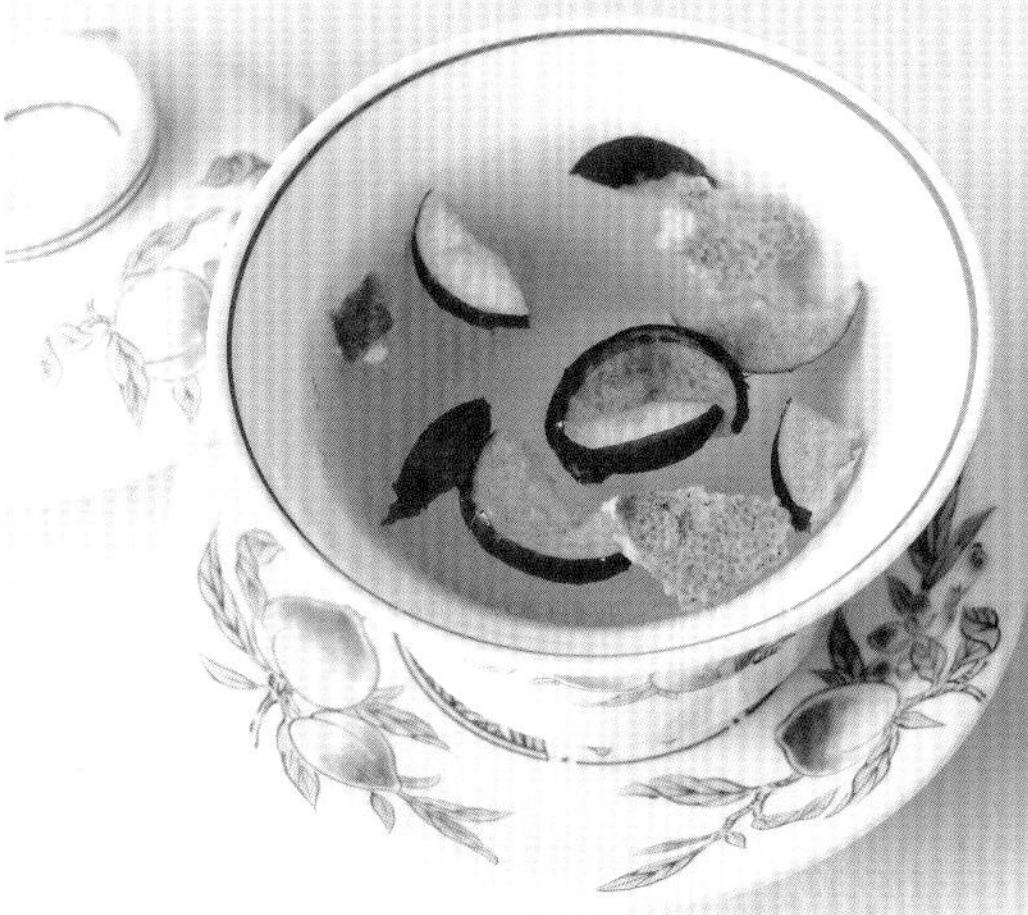

## ＋陳皮

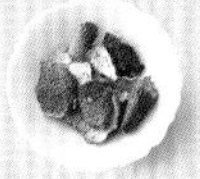

### 胃腸のめぐりを促進

温州みかんの皮を天日に干した陳皮は、柑橘のよい香りで胃腸の気をめぐらせ、食欲を高める効果が。ナツメは脾・胃の気を補いますが、めぐらせる力がないため、陳皮で補うとよいでしょう。

**材料と作り方**

①カップに陳皮2gを入れ、ナツメ茶150mℓを注ぐ。
②ふたをして2分ほど蒸らす。
※陳皮は温性で体が乾燥しやすいので、入れすぎないよう注意を。

## ナツメ茶＋1食材で効果アップ

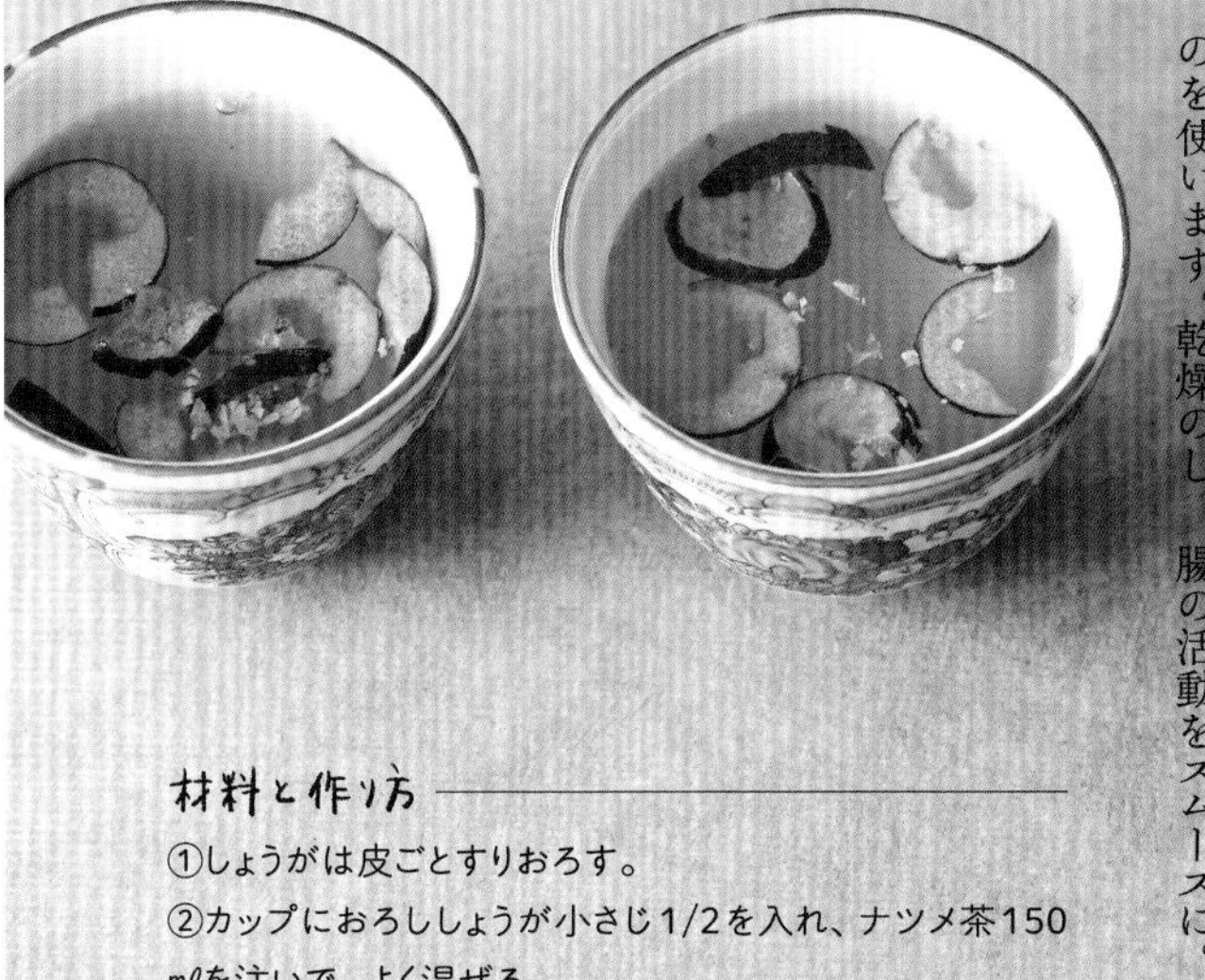

## ＋おろししょうが

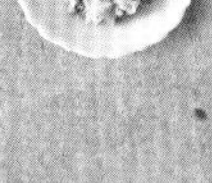

### 胃腸を温めて湿気をとる

ナツメと相性抜群の食材がしょうが。ここでは生のしょうがをおろしたものを使います。乾燥のしょうがよりも穏やかに脾・胃を温め、胃の余分な湿気を取り除き、胃腸の活動をスムーズに。

**材料と作り方**

①しょうがは皮ごとすりおろす。
②カップにおろししょうが小さじ1/2を入れ、ナツメ茶150mℓを注いで、よく混ぜる。

体を温める

# しょうが茶

温め力の強い干したしょうがで

性質　温性

体質　気滞・陽虚　気虚・水毒

季節　晩秋〜初春

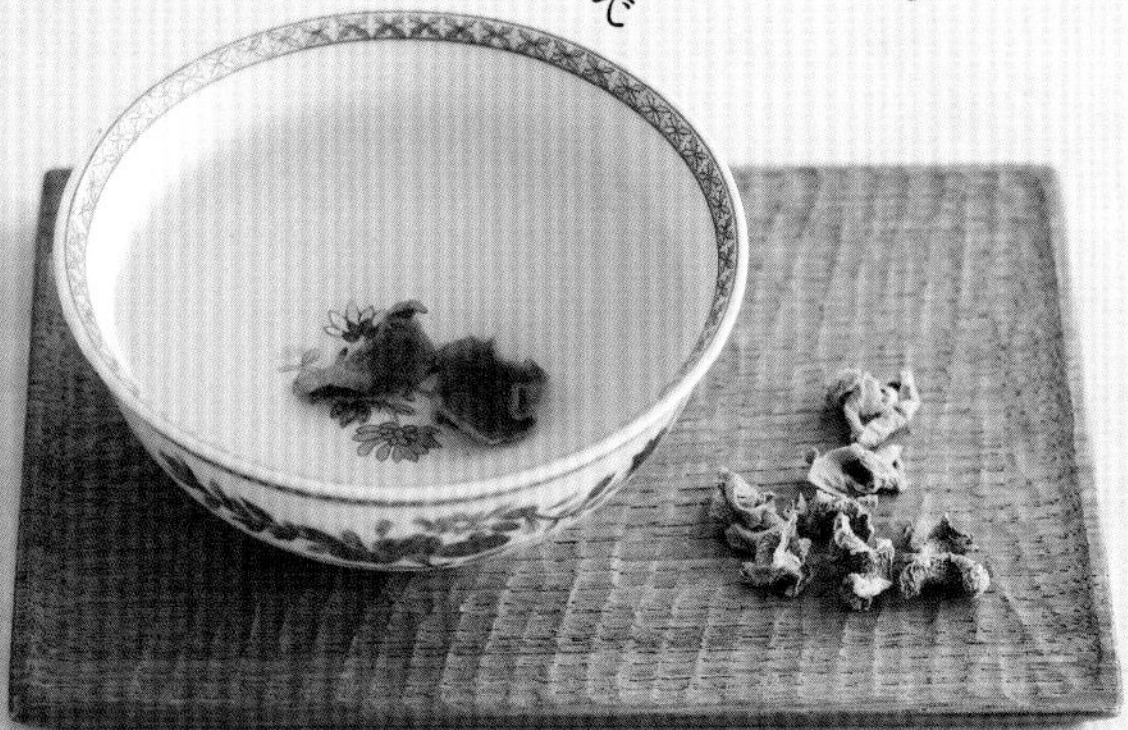

薬膳では、しょうがとひと口にいっても、生のもの、干したもの、蒸したものの3種類があり、それぞれ効能も異なります。

いずれも温める力は共通していますが、生のしょうがはプラス発散力。とくに皮に発散する作用が。干したものは、発散力は控えめですが温めてめぐらす力が強くなります。蒸したものはとにかく温め力。

お茶にするなら、ティーポットに干したしょうが2〜3枚と熱湯300㎖を入れ、2分ほど蒸らします。干し*しょうがは、生のものをスライスして冬の天日で数日干せば、手作りOK。温めてめぐらせる力をより強くするために、皮はむきます。

冷え性で、とくに脾・胃の働きが悪い人、冷たいものの食べすぎで脾・胃が冷えたときにお試しあれ。

＊乾燥した季節は室内で、湿度の高いときは冷蔵庫で干してください。

## ＋レモングラス

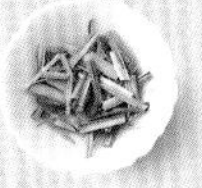

### 夏のイライラや冷え防止に

レモンと同じシトラールという成分を含むレモングラスは、レモンに似た爽やかな香りが特徴。しょうがの効能と相まって、気をめぐらせて暑さによるイライラや、夏の冷えを解消してくれます。

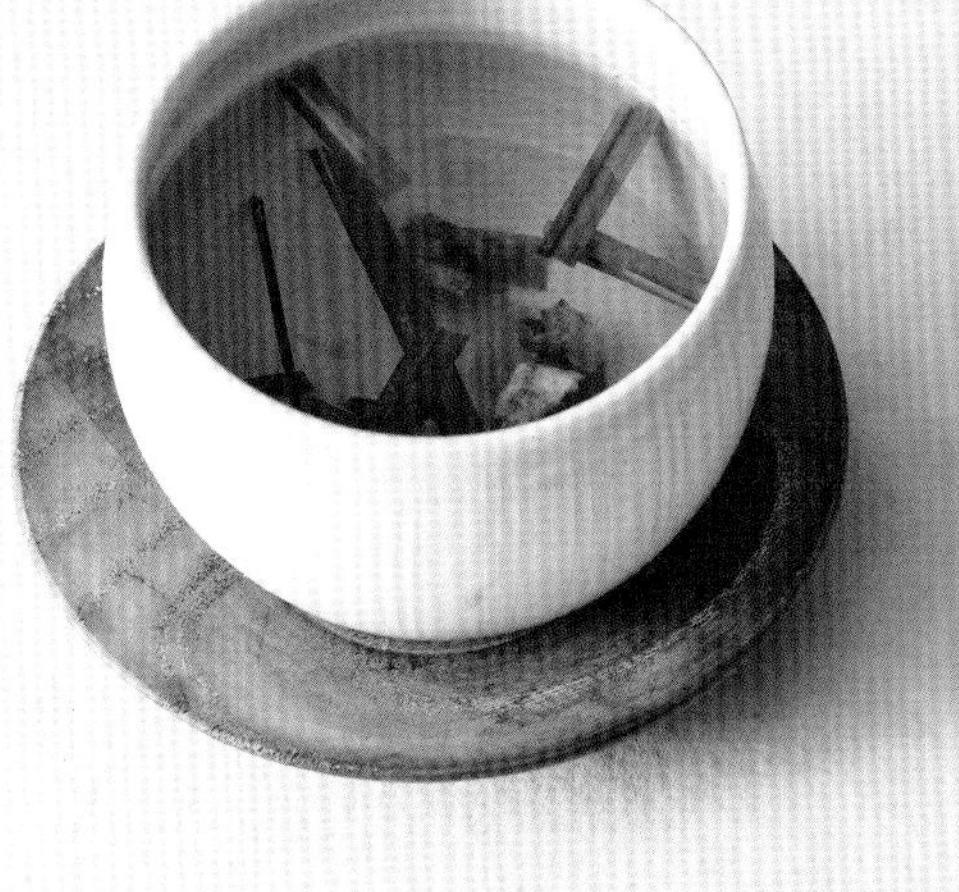

**材料と作り方**

①ティーポットにレモングラス（ドライ、フレッシュでもOK）大さじ１弱と干ししょうが３枚を入れ、熱湯400mℓを注ぐ。
②1〜2分蒸らす。

## しょうが茶＋1食材で効果アップ

## ＋シナモン

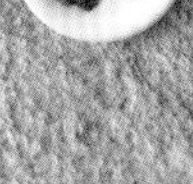

### しつこい冷えにおすすめ

冷え性で困っている人には、熱性で、辛味の性質をもつシナモンとしょうがの冷えとりコンビを。胃の冷えにも効果的で、とくにシナモンは五臓を活性化してくれるので、体の中からぽかぽかに。

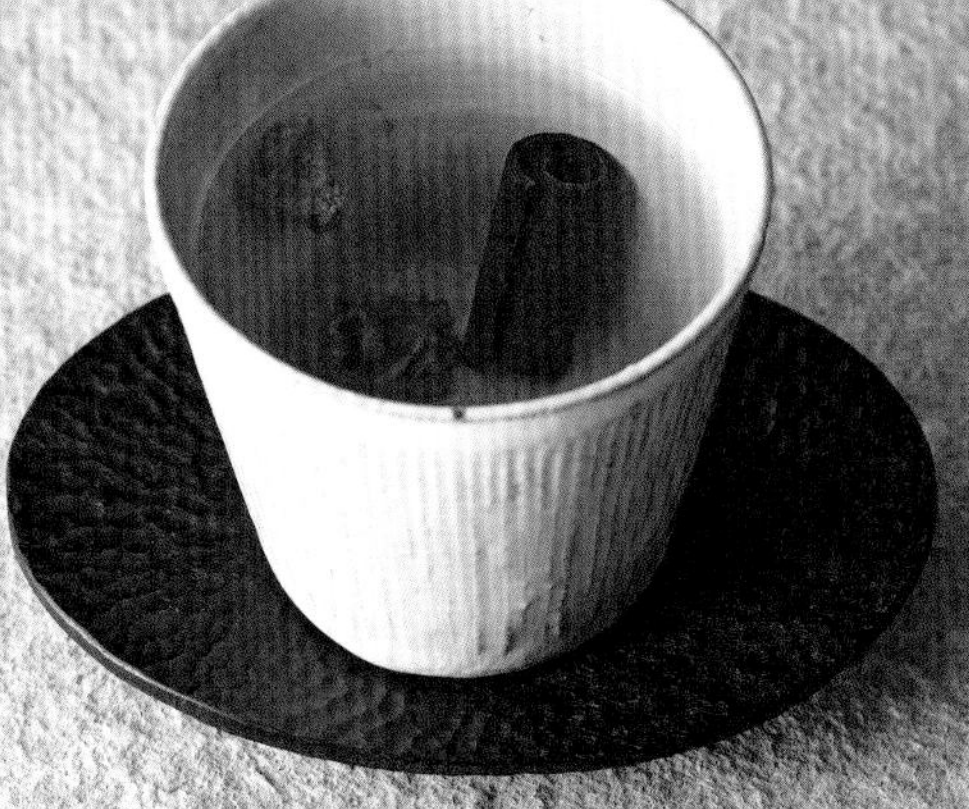

**材料と作り方**

①シナモンスティック1/2本は短く折り、干ししょうが３枚と一緒にティーポットに入れて、熱湯400mℓを注ぐ。
②2〜3分蒸らす。

# 体の熱をとる

# ルイボスティー

余分な水分とともに
体の熱も排出

性質　不明

体質　水毒・陽熱・陰虚

季節　晩春〜中秋

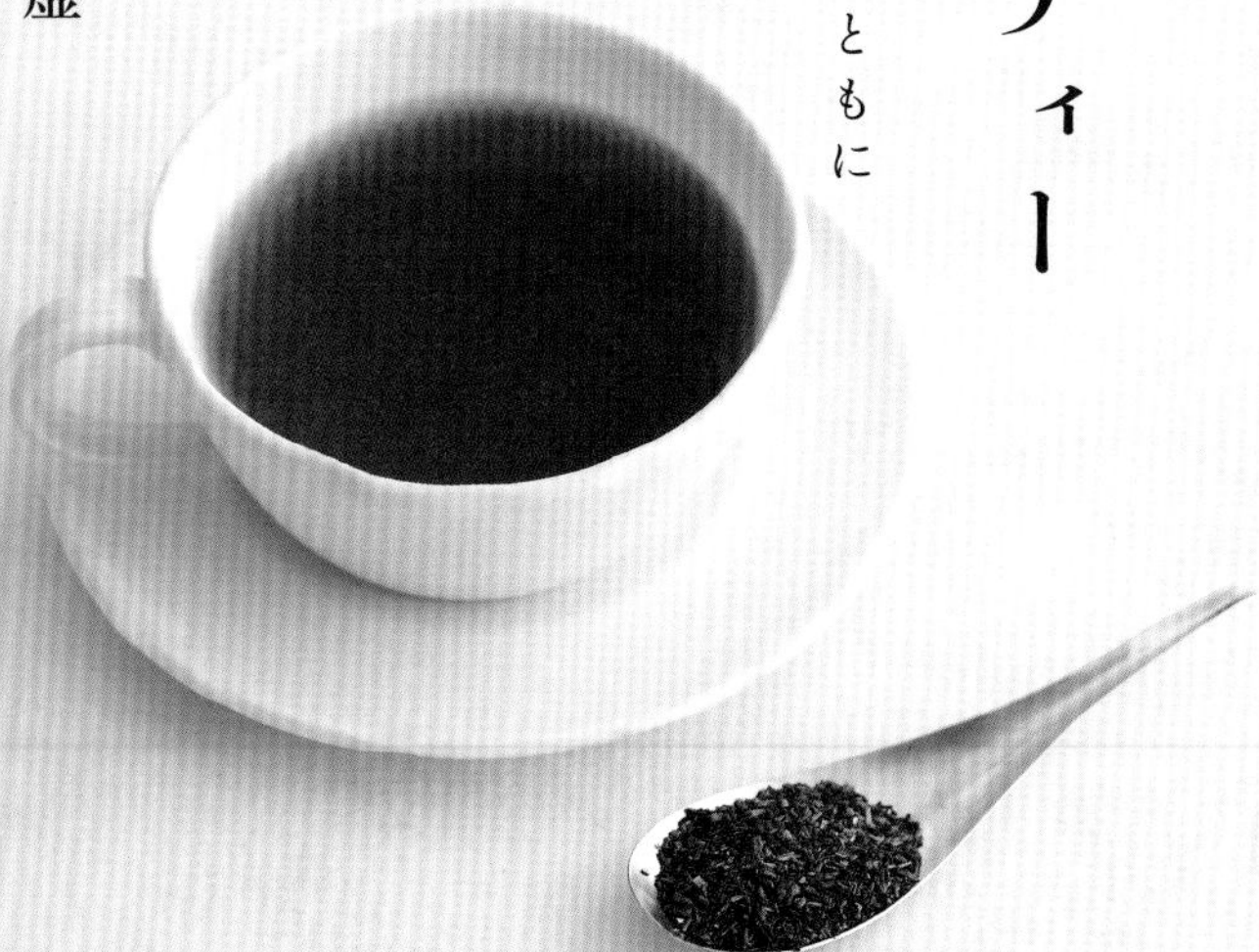

ルイボスは南アフリカ共和国のセダルバーグ山脈のみに自生しているという希少な木。針のようなとがった葉は、お茶の色と同様、赤褐色をしています。

クセのない味わいで、カフェインが含まれないため飲みやすく、さらにミネラルやポリフェノールが豊富とあって、健康茶として人気を集めています。

薬膳的には、利尿作用が強いのがいちばんの特徴です。尿とともに体の熱を排出してくれるため、体を冷やす作用があり、夏の水分補給にはもってこい。水分が排出されるので、むくみ解消にも有効です。

ただし、常飲したり、冷たくして飲むと体が冷えすぎる心配が。夏でも温かくするか常温で飲み、1日2杯くらいまでにしておきましょう。

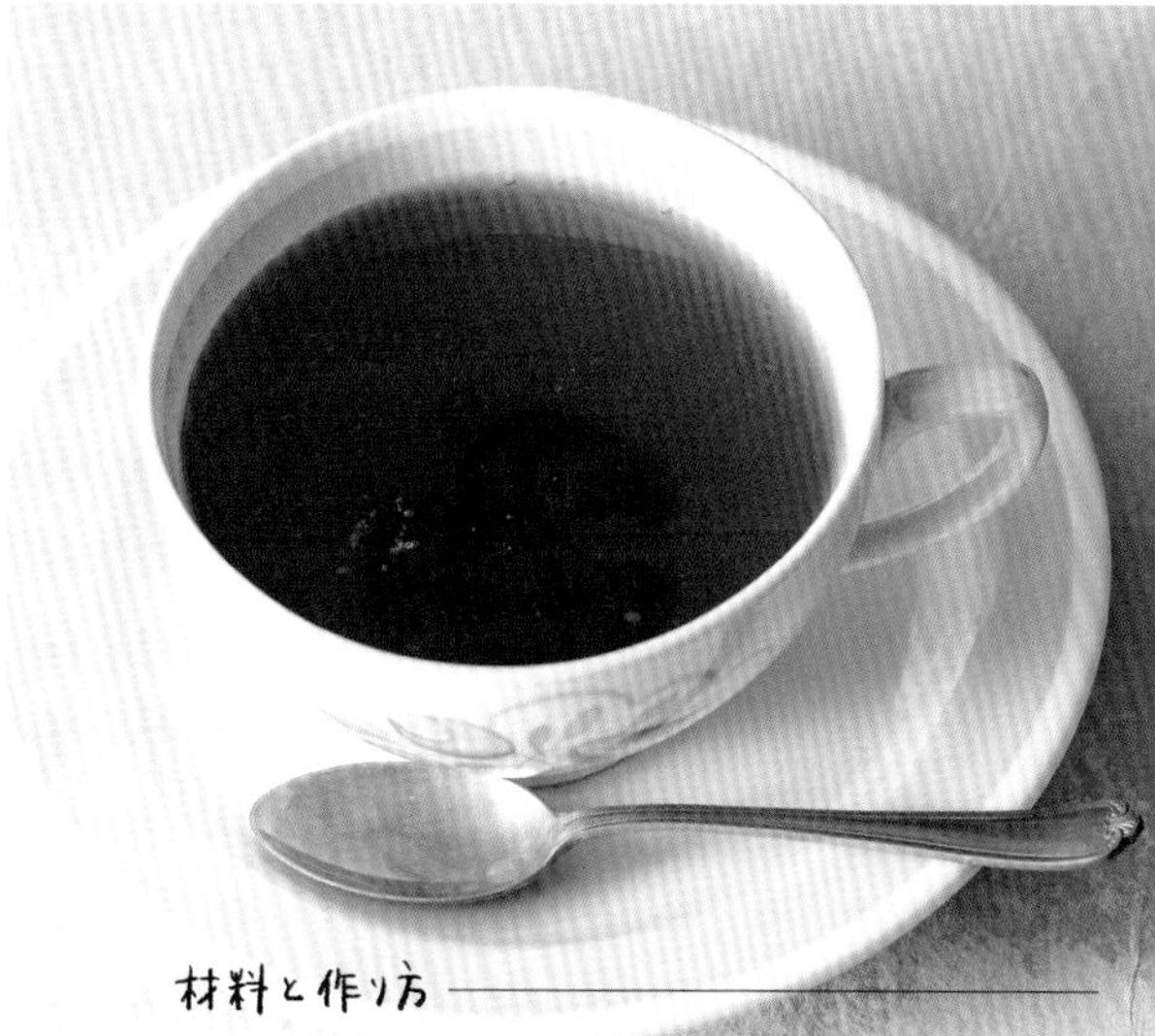

## ＋ドライベリー

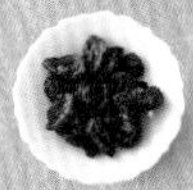

### 血を補ってアンチエイジング

ルイボスティーは、ポリフェノールが豊富で抗酸化作用に優れていますが、血を補ってめぐらせる働きのあるドライベリーをプラスすれば、アンチエイジング作用が高まり、味わいもアップ。

**材料と作り方**

①ティーポットに好みのドライベリー小さじ２（植物油コーティングされているものは、ぬるま湯でさっと洗う）と、ルイボスティーの茶葉小さじ１を入れ、熱湯400mℓを注ぐ。
②1〜2分蒸らす。
※カップにドライフルーツを入れ、ルイボスティーを注いでもOK。

**ルイボスティー＋１食材で効果アップ**

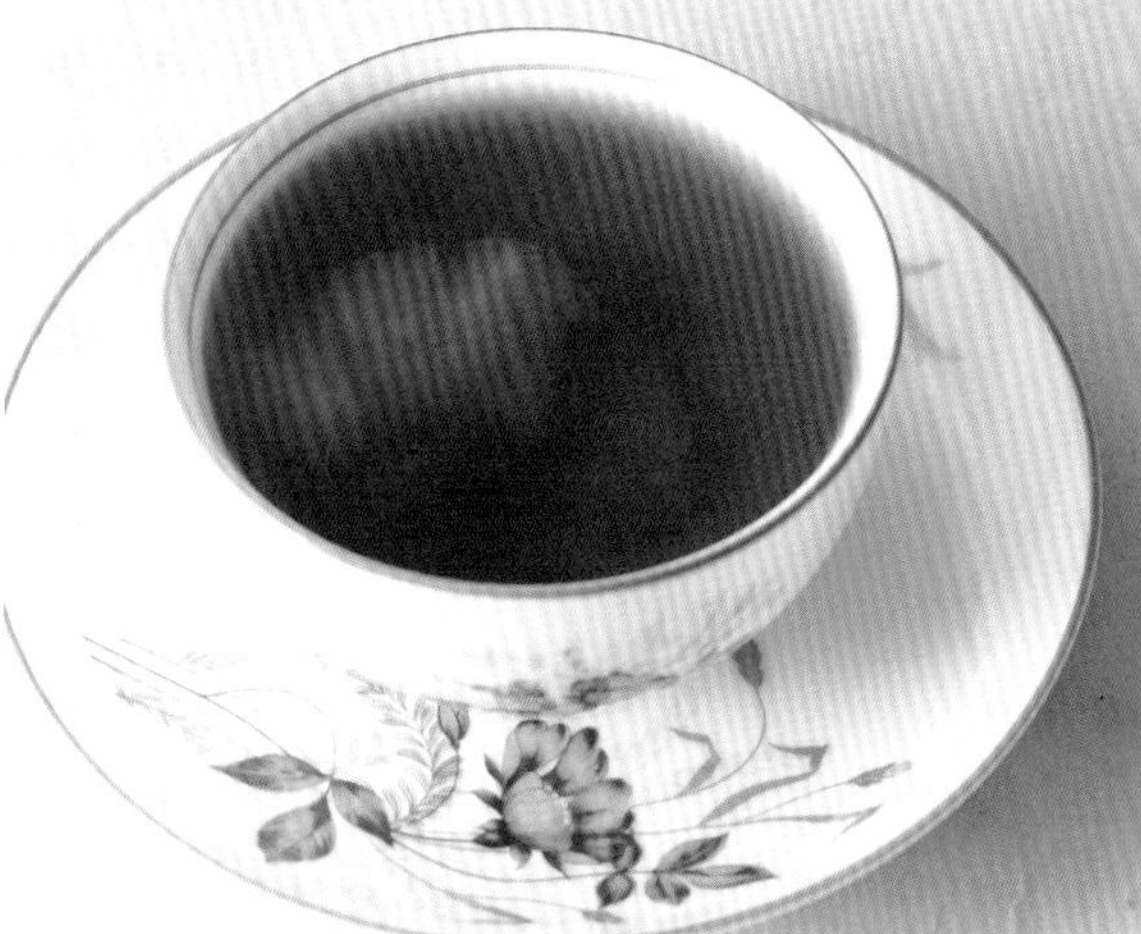

## ＋ドライパイナップル

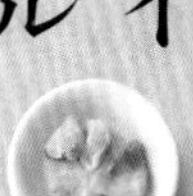

### 気と陰を補って夏バテを解消

パイナップルには陰を補って体の熱をとる作用があり、ルイボスティーとの相乗効果が期待できます。さらに、気も補い、胃腸をサポートしてくれるので、夏バテぎみのときに飲むとよいでしょう。

**材料と作り方**

カップにドライパイナップル大さじ１を入れ、ルイボスティー150mℓを注いで、ふたをして1〜2分蒸らす。

体の熱をとる

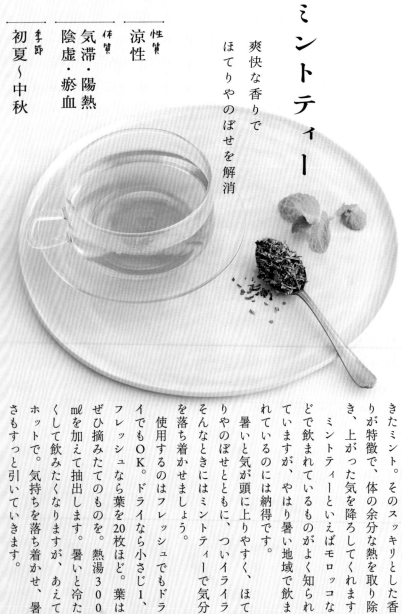

# ミントティー

爽快な香りで
ほてりやのぼせを解消

性質　涼性

体質　気滞・陽熱
陰虚・瘀血

季節　初夏～中秋

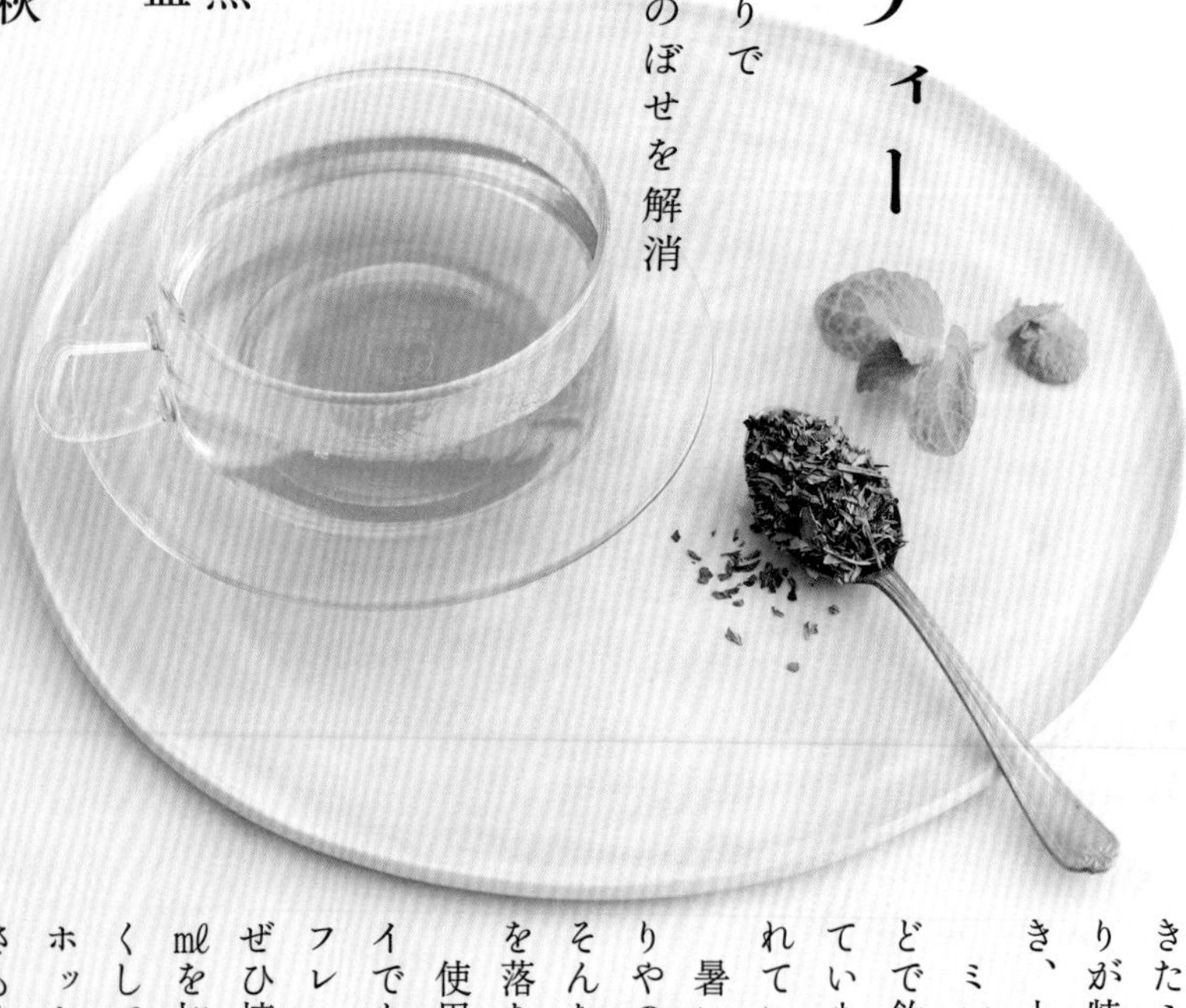

日本でもハッカの名で親しまれてきたミント。そのスッキリとした香りが特徴で、体の余分な熱を取り除き、上がった気を降ろしてくれます。ミントティーといえばモロッコなどで飲まれているものがよく知られていますが、やはり暑い地域で飲まれているのには納得です。

暑いと気が頭に上りやすく、ほてりやのぼせとともに、ついイライラ。そんなときにはミントティーで気分を落ち着かせましょう。

使用するのはフレッシュでもドライでもOK。ドライなら小さじ1、フレッシュなら葉を20枚ほど。葉は、ぜひ摘みたてのものを。熱湯300mℓを加えて抽出します。暑いと冷たくして飲みたくなりますが、あえてホットで。気持ちを落ち着かせ、暑さもすっと引いていきます。

# ＋氷砂糖

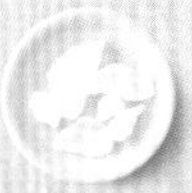

## 気を補いリラックス効果を高める

涼性の氷砂糖は、陰と気を補う働きがあり、暑さによる疲れや、ストレスなどによる気の高ぶりを静めてくれます。そこにミントの香りが爽やかにめぐり、リラックス効果の相乗効果が得られます。

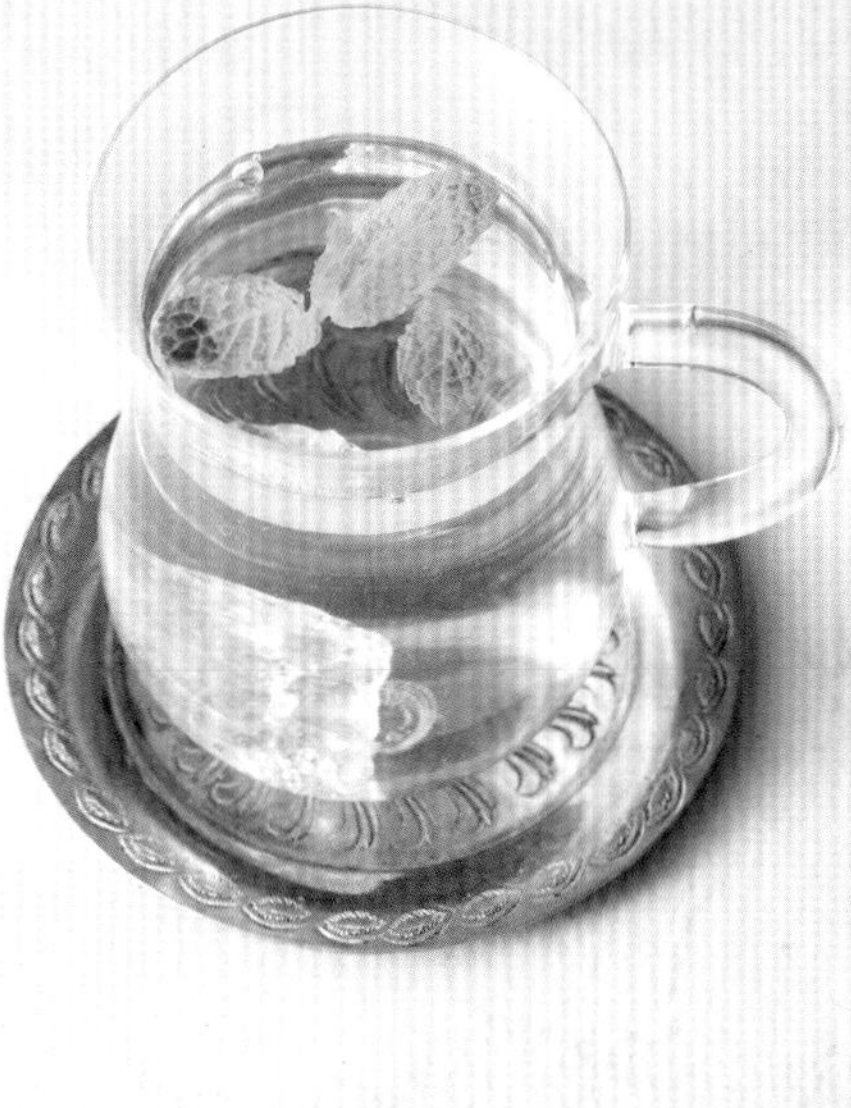

### 材料と作り方

カップに氷砂糖小さじ1を入れ、ミントティー150mℓを注ぐ。

## ミントティー＋1食材で効果アップ

# ＋すいか

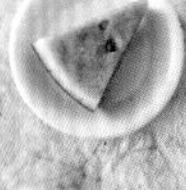

## 熱中症予防にもってこい

日本人は、昔から夏の水分補給にすいかを活用してきました。90％以上が水分で、体を冷やす効果は抜群。ミントとは効能も味わいも好相性です。熱中症予防に、夏の外出後や運動後におすすめ。

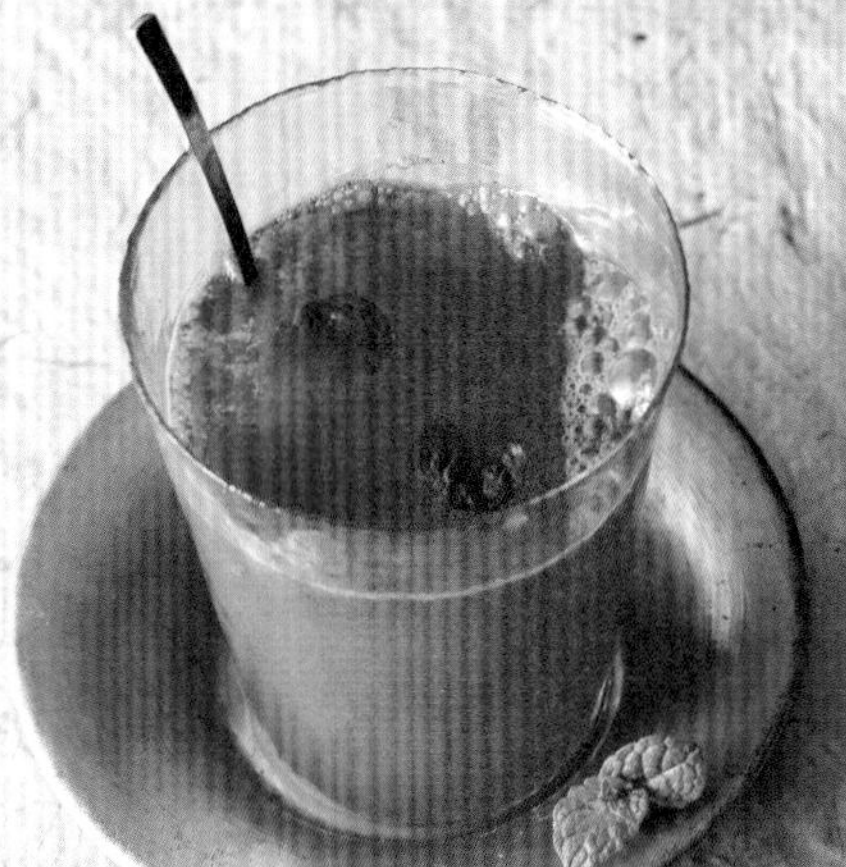

### 材料と作り方

①すいかをミキサーで攪拌するか、ジッパー付き保存袋に入れめん棒などでたたき、ジュース状にする。
②すいかジュース100mℓに常温のミントティー100mℓを加えて混ぜる。
※疲れているときは、氷砂糖を加えたミントティーを。

体の熱をとる

# ハイビスカスティー

強い酸味で疲労を回復。夏にぴったり

性質　寒性

体質　陰虚・陽熱

季節　梅雨～中秋

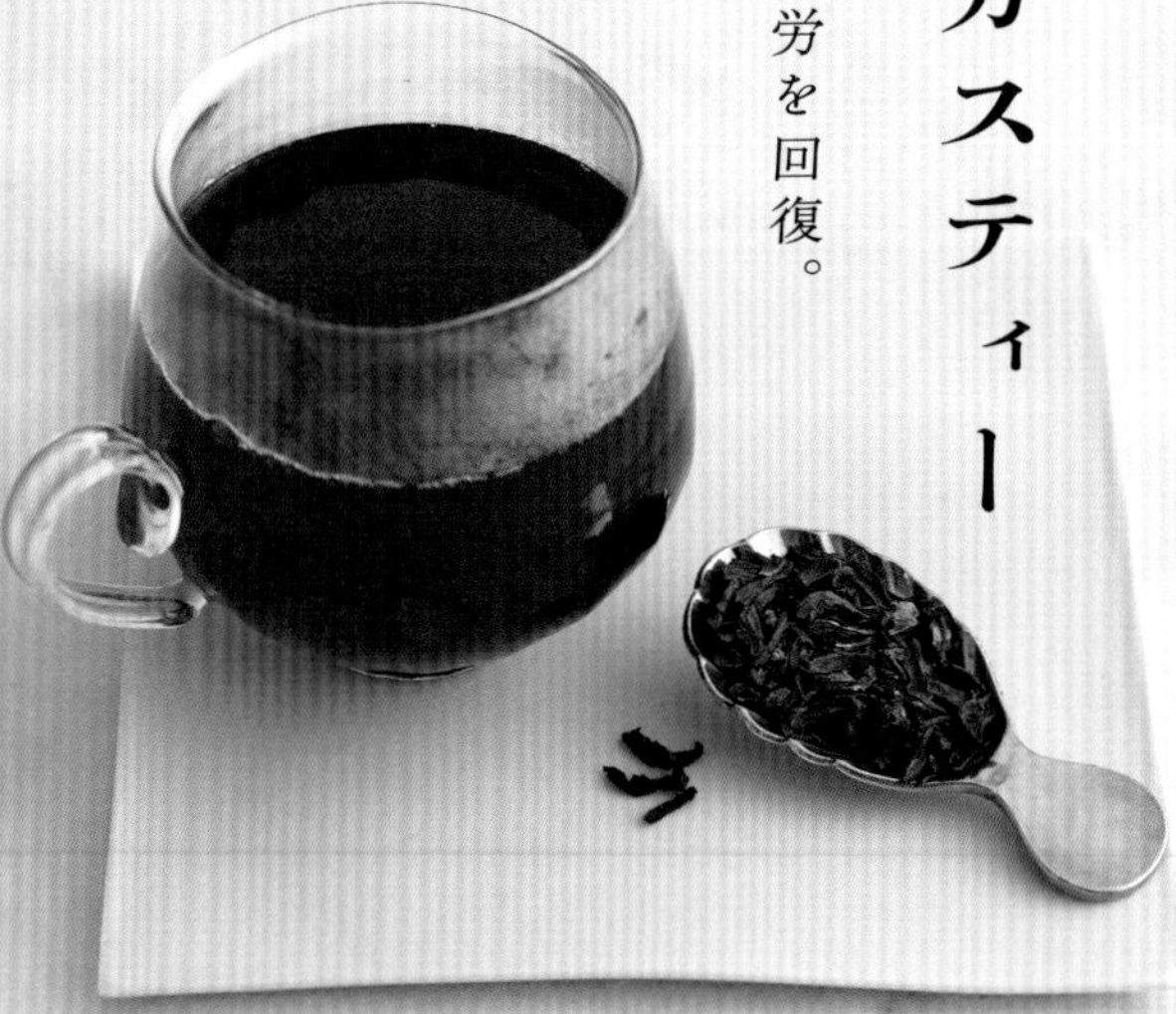

ハワイなど太平洋やインド洋の島が原産のハイビスカス。鮮やかな赤い色が、いかにも夏を連想させるお茶です。

酸味のある味わいは、クエン酸をたっぷり含む証拠。疲労回復に効果があり、暑気払いにぴったり。またビタミンCも豊富で、夏の紫外線対策にも効能を発揮します。

薬膳では、解熱作用があるとされ、夏に体にこもった熱を取り除いてくれるほか、肺の熱とりにも有効。肺の熱による咳や痰を鎮めてくれます。

＋1食材で効果アップ

## ＋氷砂糖

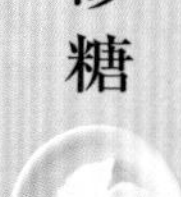

エネルギーになる甘味は、脾の働きをサポートし、疲労回復効果を高めます。ハイビスカスティーカップ1杯に氷砂糖小さじ1程度を加えて。酸味がマイルドになって、味わいもアップします。

# どくだみ茶

苦味の力で気持ちを落ち着かせる

性質　微寒性

体質　陽熱・陰虚

季節　通年

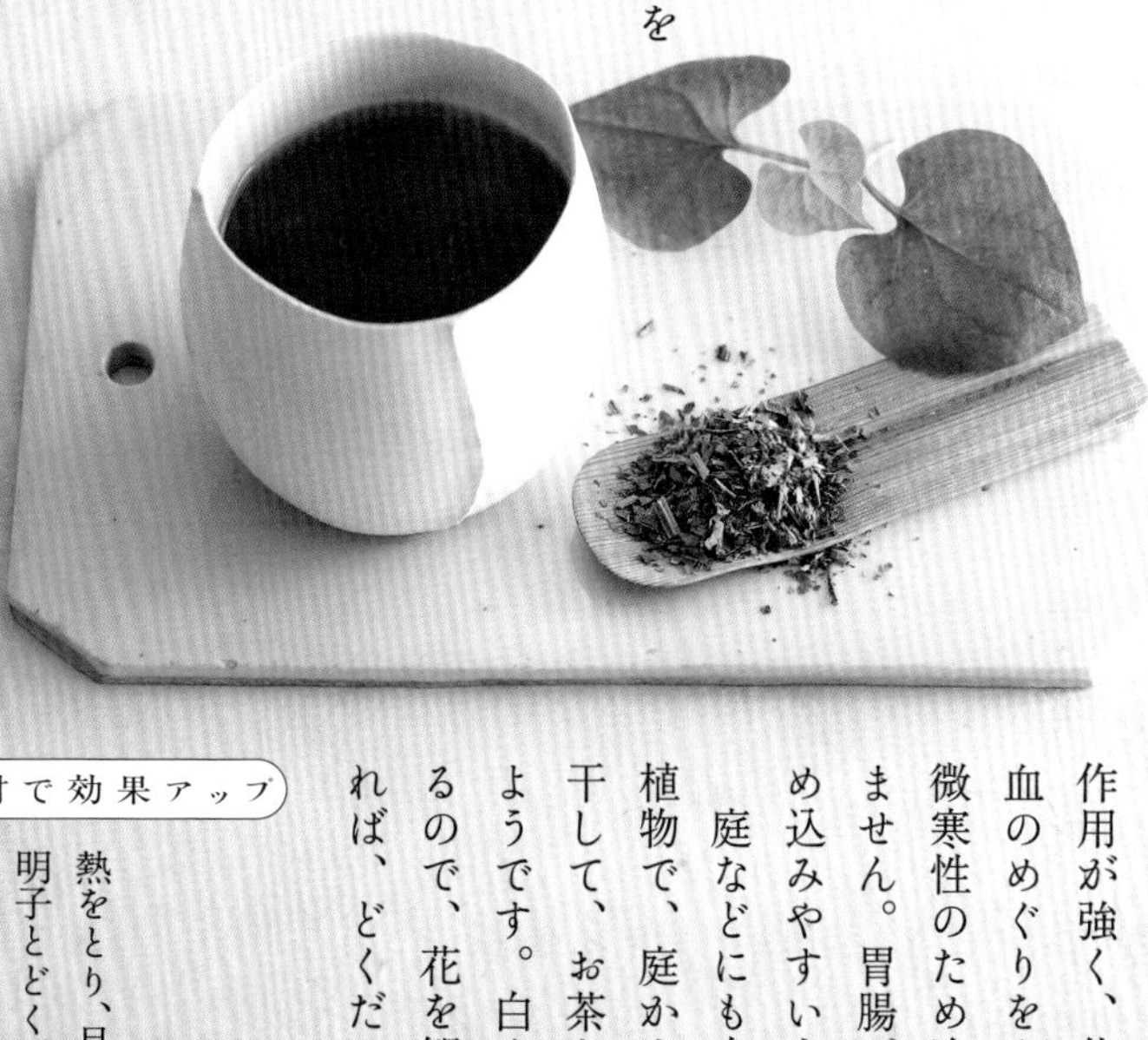

日本では十薬《じゅうやく》の名で知られています。独特の香りが特徴で、清熱解毒作用が強く、体の熱をとり、利尿し、血のめぐりをよくしてくれますが、微寒性のため冷えのある人には向きません。胃腸が丈夫で、熱などをため込みやすい人におすすめです。

庭などにも自生するとても身近な植物で、庭から摘んだものを数週間干して、お茶を手作りする人も多いようです。白くかわいい花を咲かせるので、花を観賞してからお茶にすれば、どくだみを二度楽しめます。

＋１食材で効果アップ

## ＋決明子

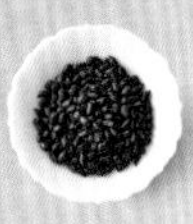

熱をとり、目の充血や便秘改善に効く決明子とどくだみで、体の中をデトックス。ティーポットにどくだみ茶の茶葉小さじ１と決明子小さじ１強を入れ、熱湯３００㎖を注ぎ、２～３分蒸らします。

むくみを改善

# ハトムギ茶

むくみをとって
美肌効果も

性質 微寒性

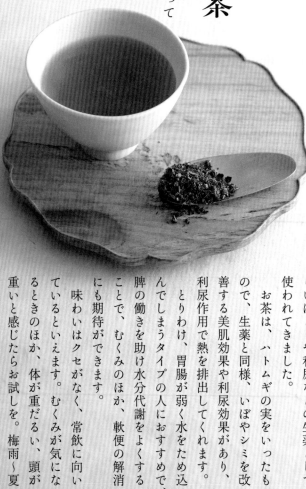

体質 水毒・気虚

季節 通年

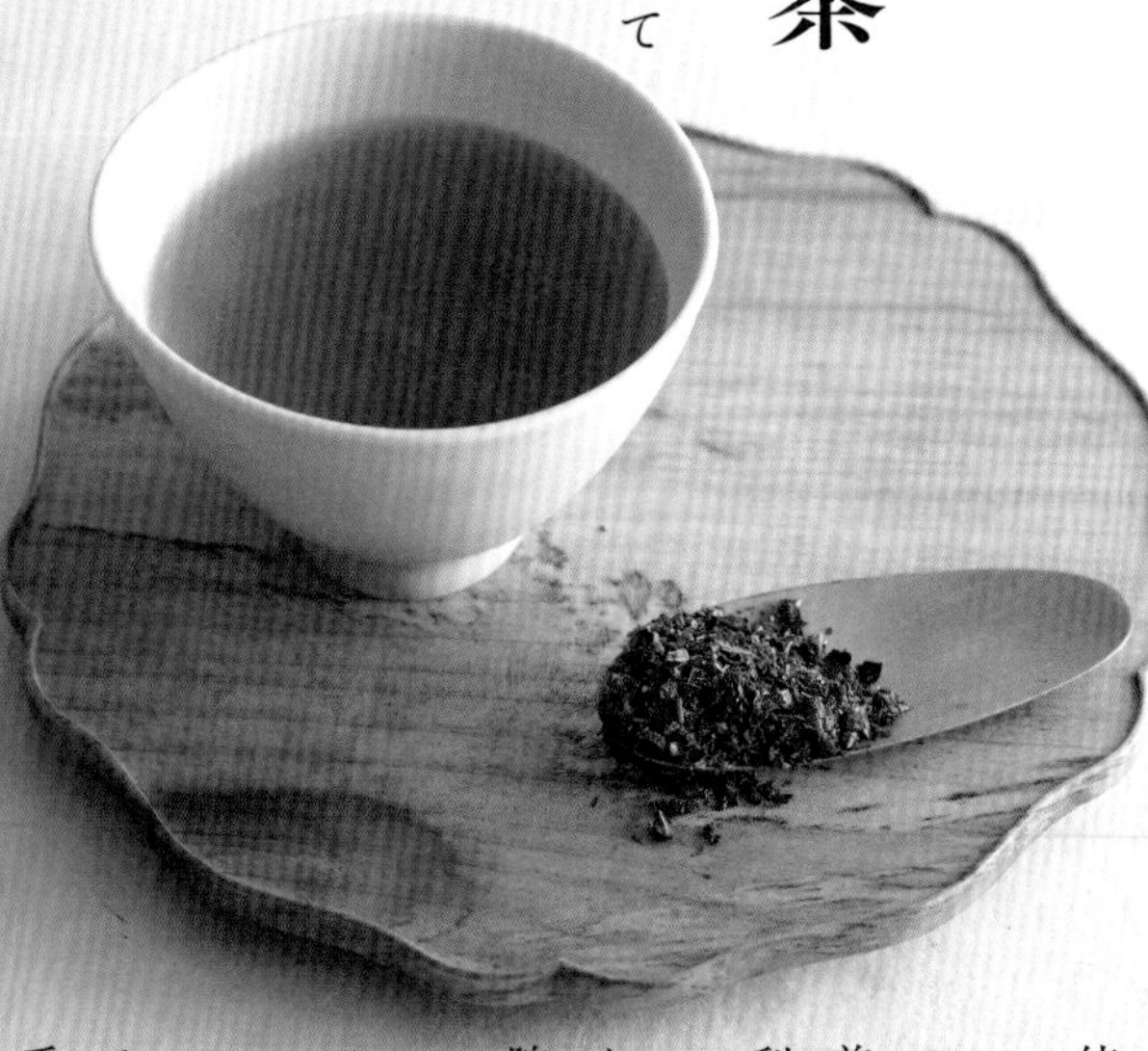

ハトムギの種皮を取り除いた種子部分は、ヨクイニンといって、昔からいぼとりや利尿などの生薬として使われてきました。

お茶は、ハトムギの実をいったもので、生薬と同様、いぼやシミを改善する美肌効果や利尿効果があり、利尿作用で熱を排出してくれます。

とりわけ、胃腸が弱く水をため込んでしまうタイプの人におすすめで、脾の働きを助け水分代謝をよくすることで、むくみのほか、軟便の解消にも期待ができます。

味わいはクセがなく、常飲に向いているといえます。むくみが気になるときのほか、体が重だるい、頭が重いと感じたらお試しを。梅雨～夏の水分補給にもぴったり。

利尿作用が強いため、妊娠中は控えましょう。

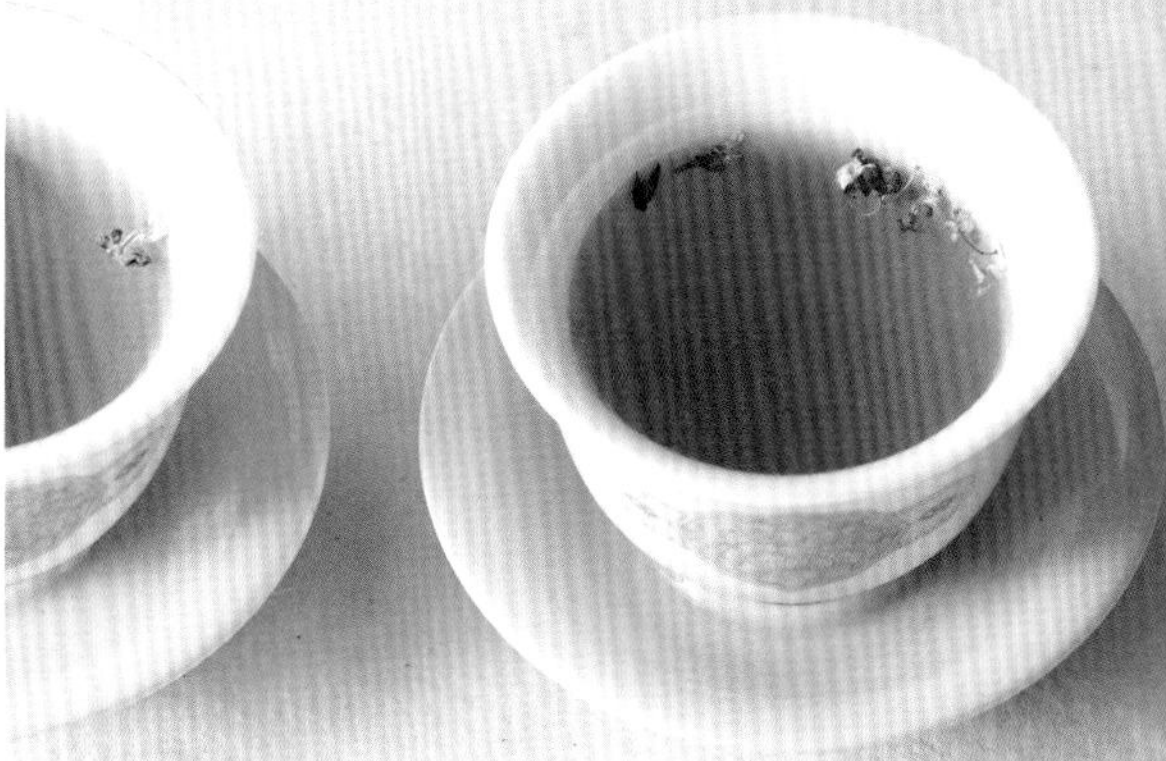

## ＋桂花

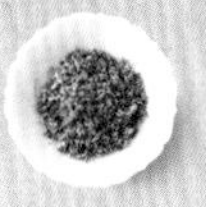

### めぐらせてむくみを改善

秋に可憐な花を咲かせ、やわらかな甘い香りを漂わせる桂花(キンモクセイ)は、香りで体の中のめぐりを促進し、水分代謝を助けてむくみ改善をサポート。また、肺にも作用して、痰や咳の改善にも。

**材料と作り方**

①ティーポットに桂花（ドライ）小さじ1/2とハトムギ茶のハトムギの実小さじ２を入れ、熱湯300mℓを注ぐ。
②３分ほど蒸らす。

# ハトムギ茶＋1食材で効果アップ

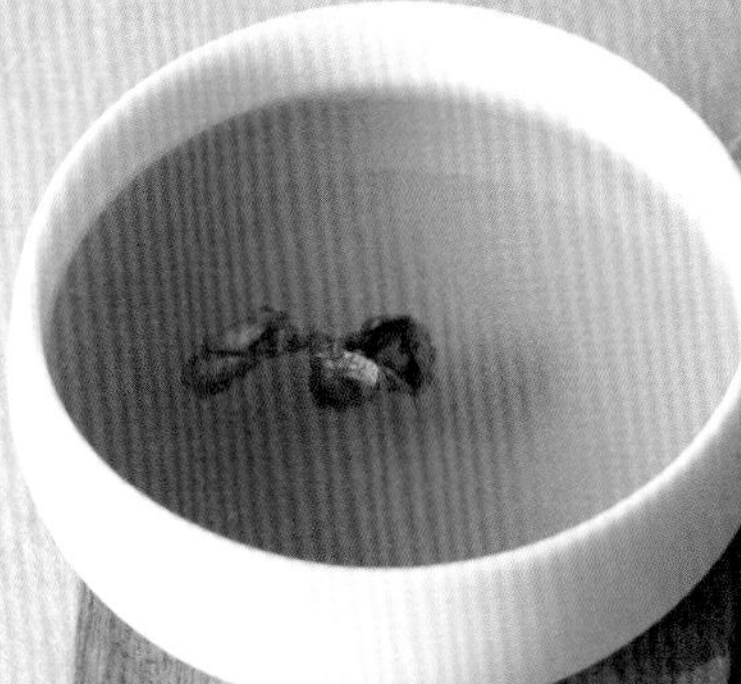

## ＋干ししょうが

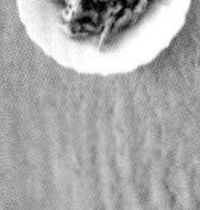

### 冷えを予防しつつむくみ改善

冷えからくるむくみがある人は、干ししょうがの温め力とめぐらす力をプラスして、温寒バランスを整えながらむくみ対策を。のぼせタイプの人なら、生のしょうがをおろしてプラスしましょう。

**材料と作り方**

①ティーポットに、干ししょうが３枚とハトムギ茶のハトムギの実小さじ２を入れ、熱湯300mℓを注ぐ。
②３分ほど蒸らす。

# コーン茶

体の湿を取り除いて
脾を元気に

性質　平性
体質　気虚・水毒
季節　梅雨〜夏

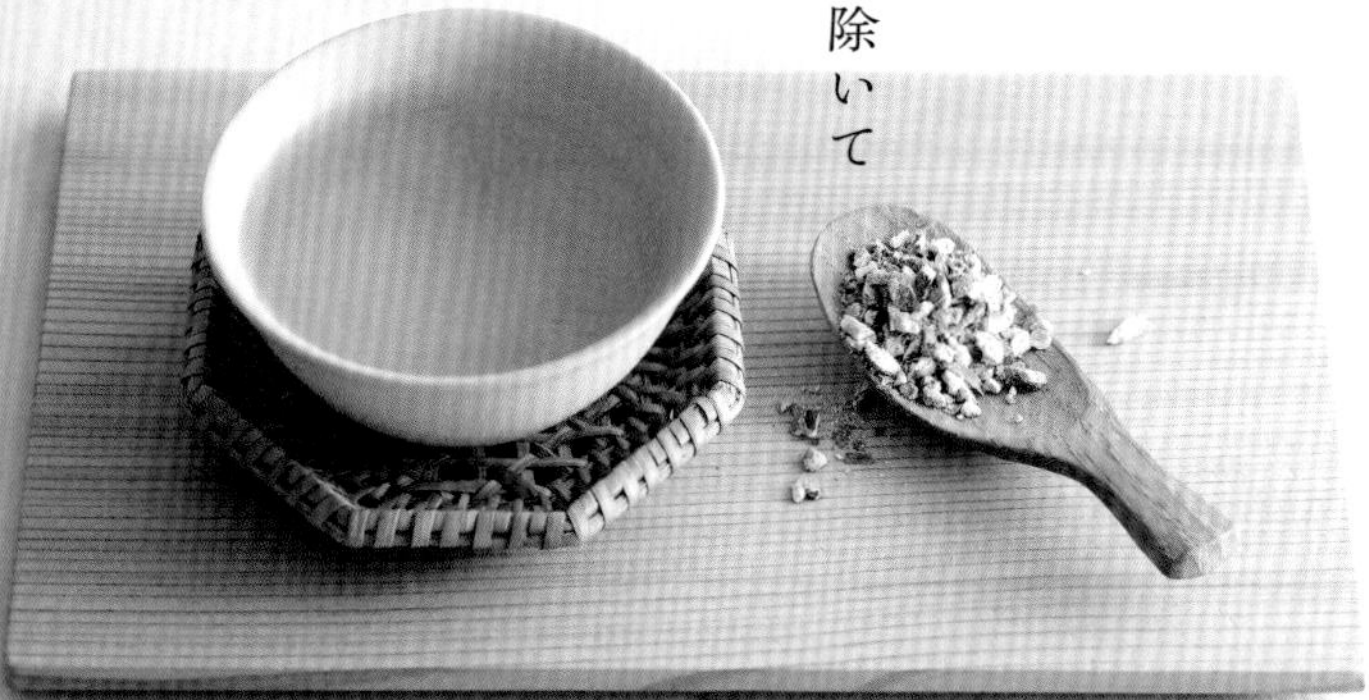

漢方では、「南蛮」といわれる、とうもろこしのひげ部分がむくみの特効薬として使われてきました。

とうもろこしの実を焙煎したコーン茶は、韓国が発祥といわれ、広く飲まれています。

コーン茶も生薬と同様に利尿作用が強く、余分な水分を排出することでむくみを改善し、脾を元気に。疲労回復や食欲増進も期待できます。

市販品は抽出しやすいようにティーバッグになっているものが多く、手軽にいただけます。

＋１食材で効果アップ

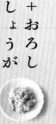

## ＋おろししょうが

夏にエアコンに慣れてうまく汗がかけないと水分代謝が停滞。生しょうがの発散力とコーン茶の利尿作用で水分代謝を高めましょう。コーン茶150㎖におろししょうが小さじ⅓を加えて。

# 目に効く

## ハブ茶（決明子茶）

目の使いすぎからくる充血に

性質　微寒性

体質　気滞・陽熱・陰虚

季節　通年

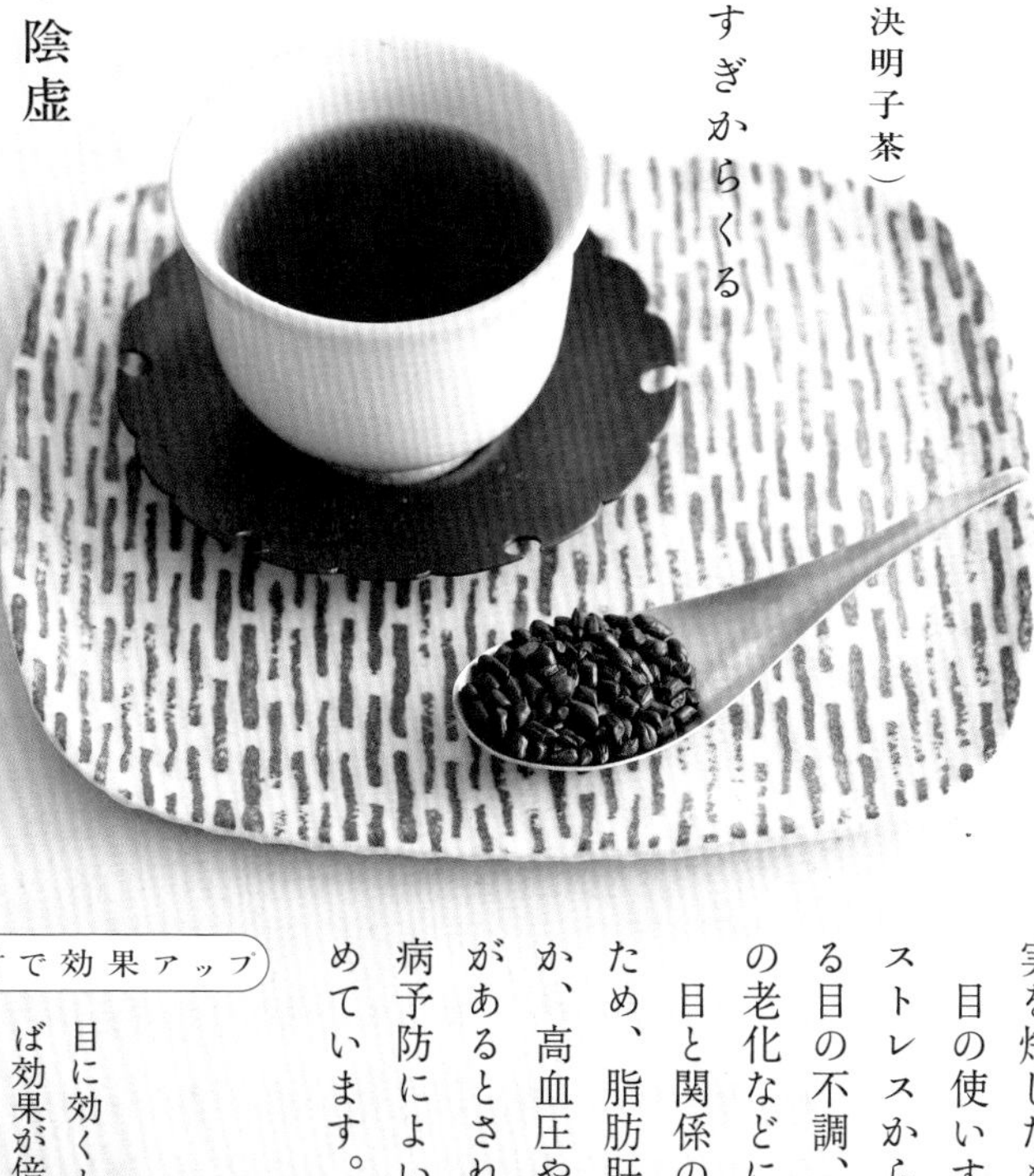

漢方では「目をよくする」生薬として決明子の名で使われ、お茶は種実を焙《ほう》じたもの。

目の使いすぎによる充血や腫れ、ストレスからくる肝の機能低下による目の不調、肝・腎の衰えによる目の老化などに有効とされています。

目と関係の深い肝にも働きかけるため、脂肪肝の改善も期待できるほか、高血圧や脂質異常症にも有効性があるとされ、さまざまな生活習慣病予防によいお茶として、注目を集めています。

＋１食材で効果アップ

### ＋菊花

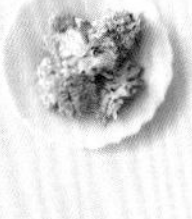

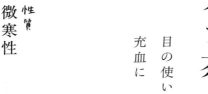

目に効くといわれる菊花をプラスすれば効果が倍増。ティーポットに菊花（ドライ）５輪を入れ、ハブ茶３００㎖を注いで１分ほど蒸らすか、ハブ茶を煮出す際に最後に加えて2分ほど煮出します。

# 菊花茶

目のトラブルや目からくる頭痛にも

性質 微寒性

体質 陰虚・陽熱

季節 晩春〜中秋

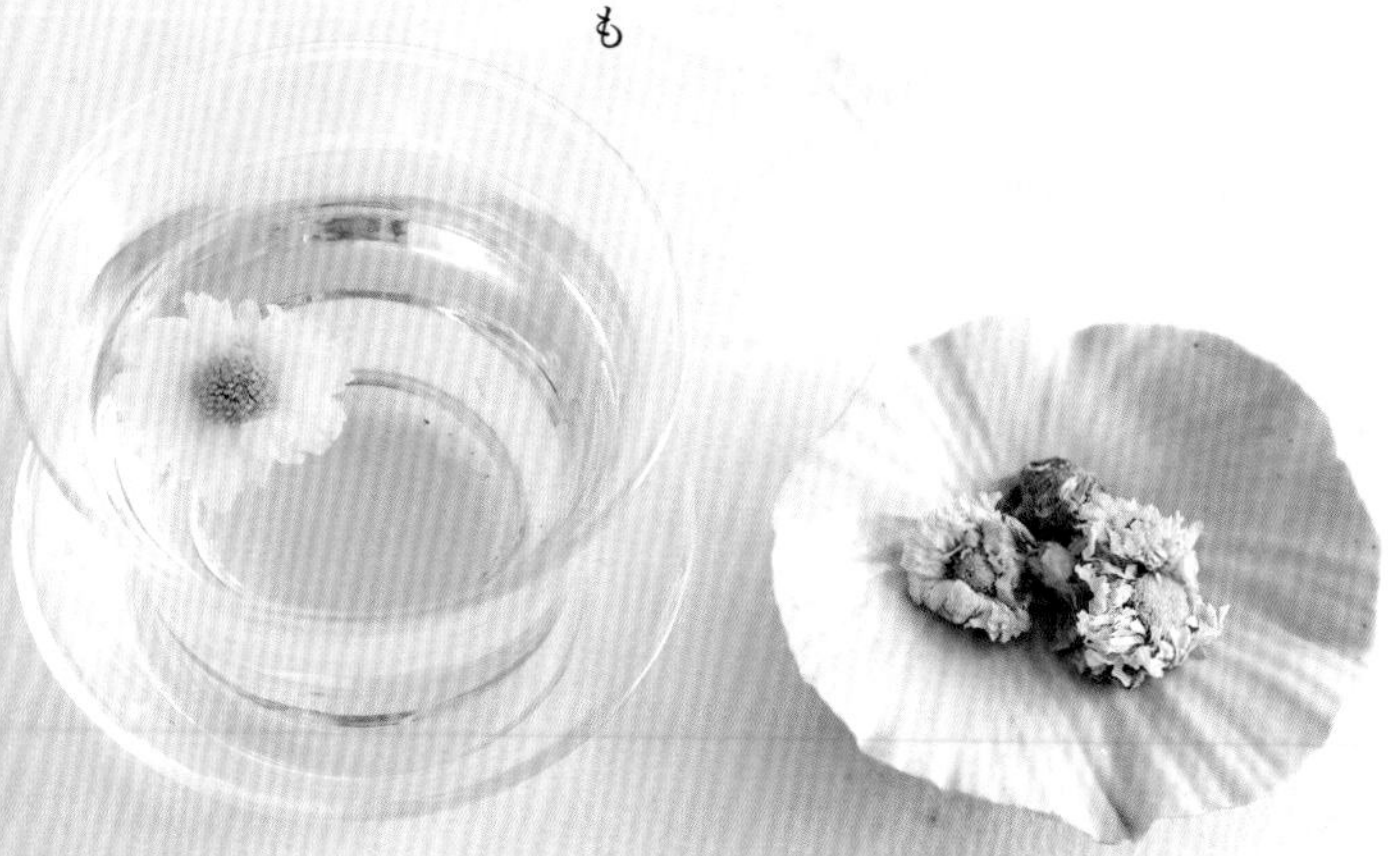

薬膳で目のトラブルといえば菊花。菊花にクコの実が配合された漢方薬「杞《こ》菊《ぎく》地《じ》黄丸《おうがん》」は飲む目薬といわれるほどです。

菊花は、目と関係の深い肝に働きかけ、肝の熱をとり、気のめぐりを促進します。目の疲れや充血、かすみ目、目の乾きなど、あらゆる目の不調に有効です。また、眼精疲労からくる頭痛や、肩こり、肌荒れなど、幅広く効果を発揮してくれます。

熱をとる作用も強いため、夏の暑気払いのお茶としてもおすすめ。また、上った気や熱を降ろしてくれるので、ストレスでイライラして怒りっぽくなっているときは、菊花茶で気分を落ち着かせましょう。

お茶には、乾燥の菊花を使用し、10輪に対して熱湯300㎖を注いで2分ほど蒸らします。

## 菊花茶＋1食材で効果アップ

# ＋はちみつ

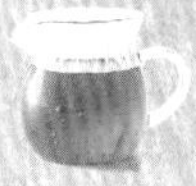

## のどの痛みや腫れを和らげる

菊花はのどの腫れや痛みにも働き、のどを潤すはちみつを加えると効能も味わいもアップ。甘味がプラスされることで、気分も穏やかになり、ストレス対策にも一役買ってくれます。

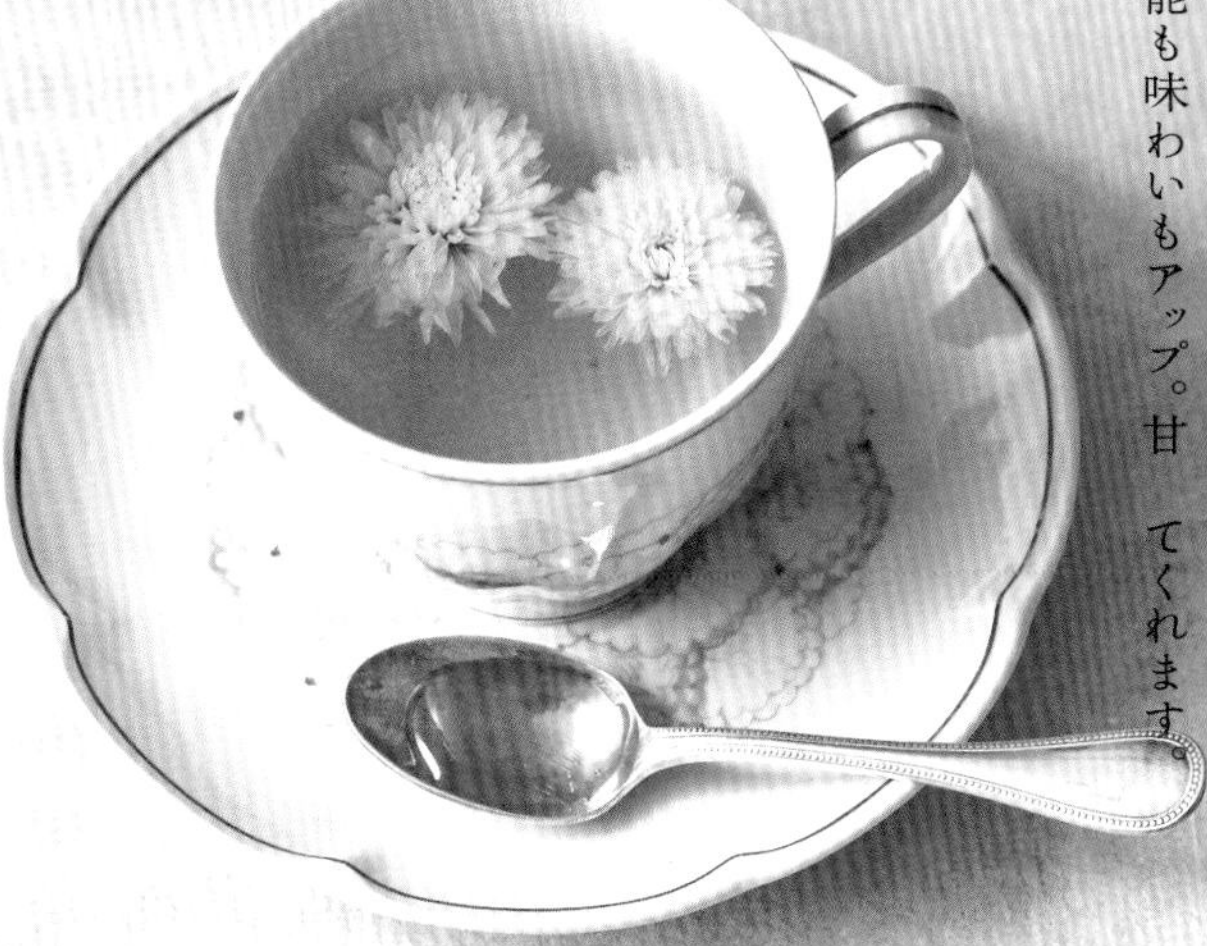

### 材料と作り方

カップに菊花茶を入れ、好みの量のはちみつを加える。のどに症状があるときは、常温に冷まして飲むとよい。

# ＋ミント

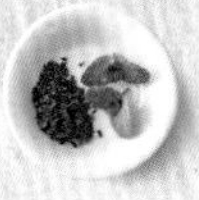

## 夏風邪の頭痛・発熱に

菊花もミントも熱をとる力のある食材。相乗効果が期待できます。とくに、夏風邪の頭痛・発熱、のどの痛みに有効です。暑さでうつうつとしているときは、ミントの気をめぐらす力も味方に。

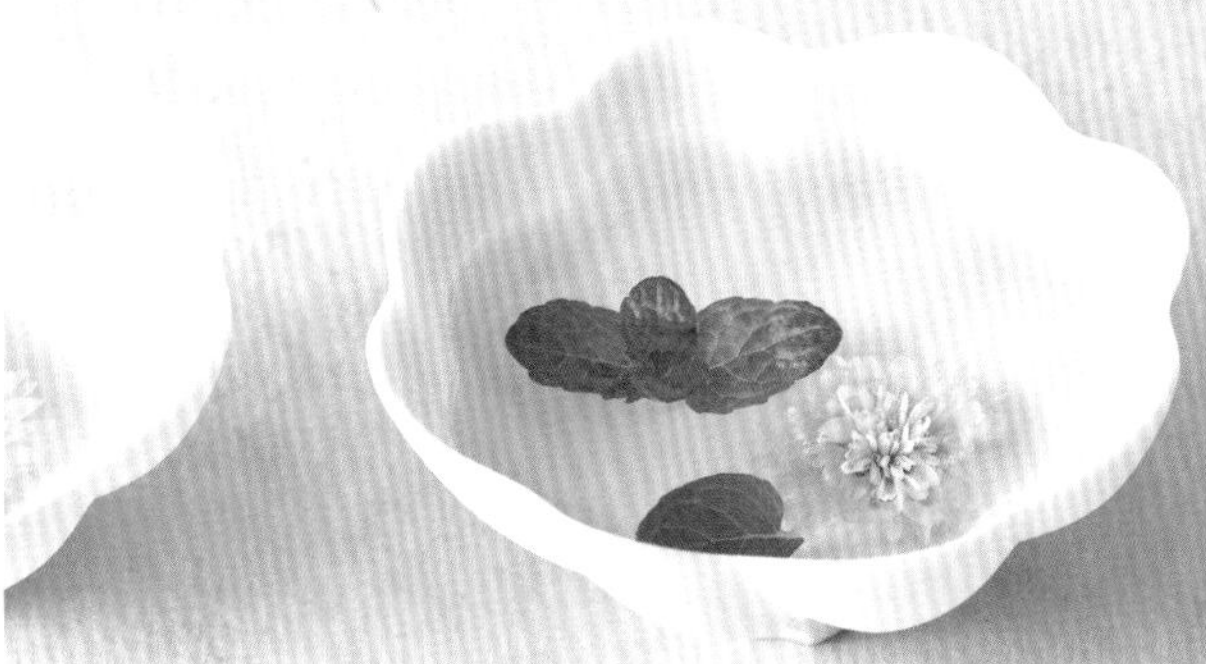

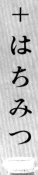

### 材料と作り方

①ティーポットにミントの葉（フレッシュ）10〜15枚と菊花（ドライ）10輪を入れ、熱湯300mℓを注ぐ。

②1〜2分蒸らす。

コラム2

# 薬膳での白湯

白湯《さゆ》とは、一度沸騰させたお湯を40〜50度に冷ましたものです。沸騰させることで、水に含まれる不純物が取り除かれ、殺菌作用も加わり、口あたりは甘くまろやかに。そして、何より心身によい効果をもたらしてくれます。

中国の古典『養生要集』には、「水は沸かして飲むならば、どんな病気とも縁がなく生きることができる」と書かれています。

中国は硬水が多く、また、衛生面から、水を沸騰させていたということもあるでしょう。けれども、それ以上に、冷たい水はおなかを冷やし、エネルギーを消耗してしまうというのが、白湯を飲むようになった大きな理由だと考えられます。

温かい白湯なら胃気の消耗がありません。また、水は陰で、火（陽）で加熱するため、白湯なら陰陽バランスが整います。

白湯を飲むおすすめのタイミングは、朝。顔を洗ってから白湯を1杯。がぶがぶ飲まず、ひと口ずつ口に含んで、ゆっくりと飲みましょう。

口から胃へと温かい白湯が届くことで、内臓が動きはじめます。胃が動くと脳も動きだすといわれ、1杯の白湯が、全身をじんわりと目覚めさせてくれるのです。

### 薬膳白湯の作り方

使用するのはポットに入っていた水など「ためた水」ではなく、水道水や井戸水などの「流水」を。また、湯沸かしポットなど電気ではなく、できればガス火など、炎で火の力を加えて沸かします。沸騰したら3分ほどそのまま加熱して火を止め、40〜50度まで冷まします。

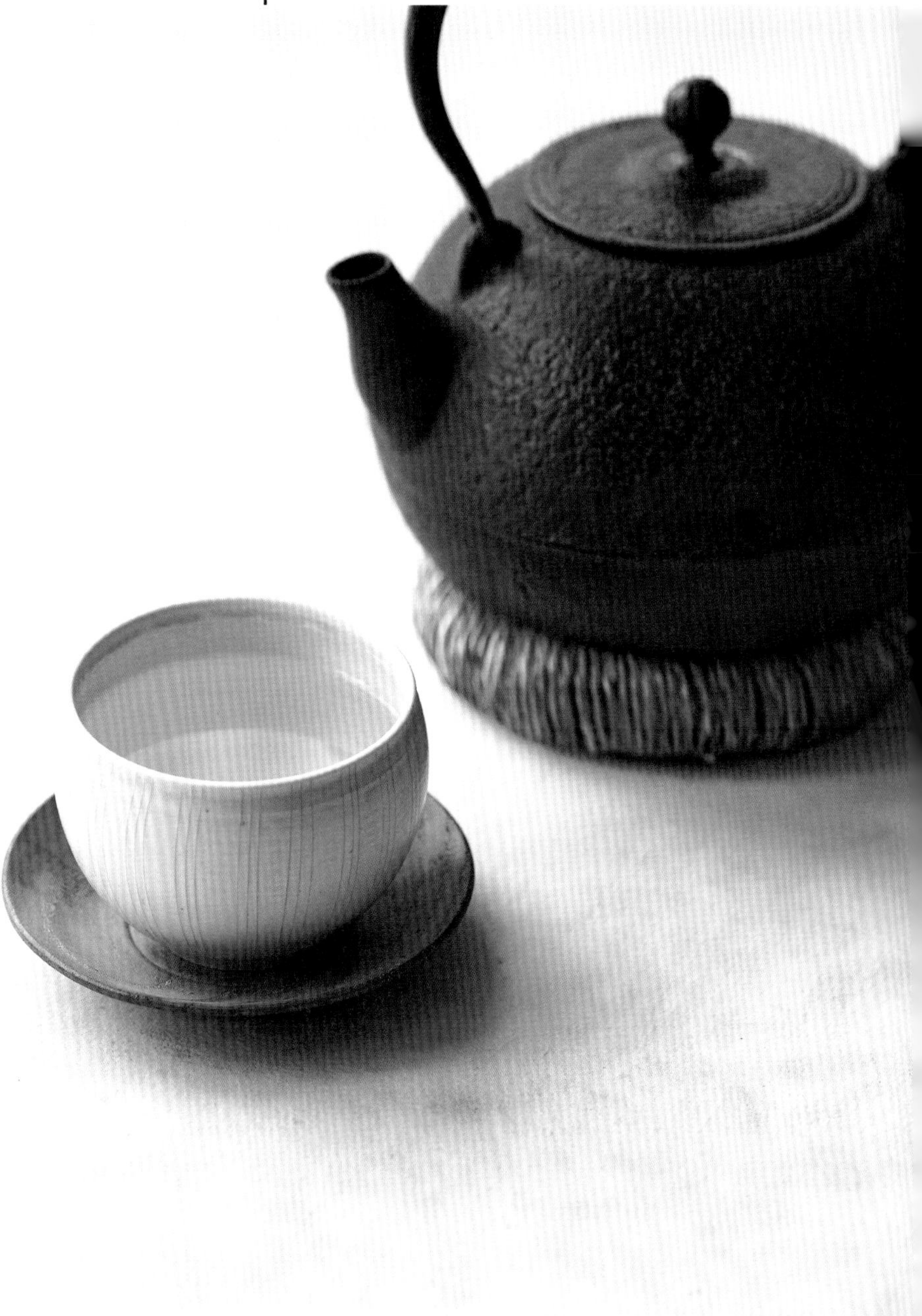

# 女性に効く

# ジャスミン茶

夜に香るアロマが
女性に大切な
肝を刺激

性質　涼性・平性

体質　気滞・陰虚・陽熱

季節　通年

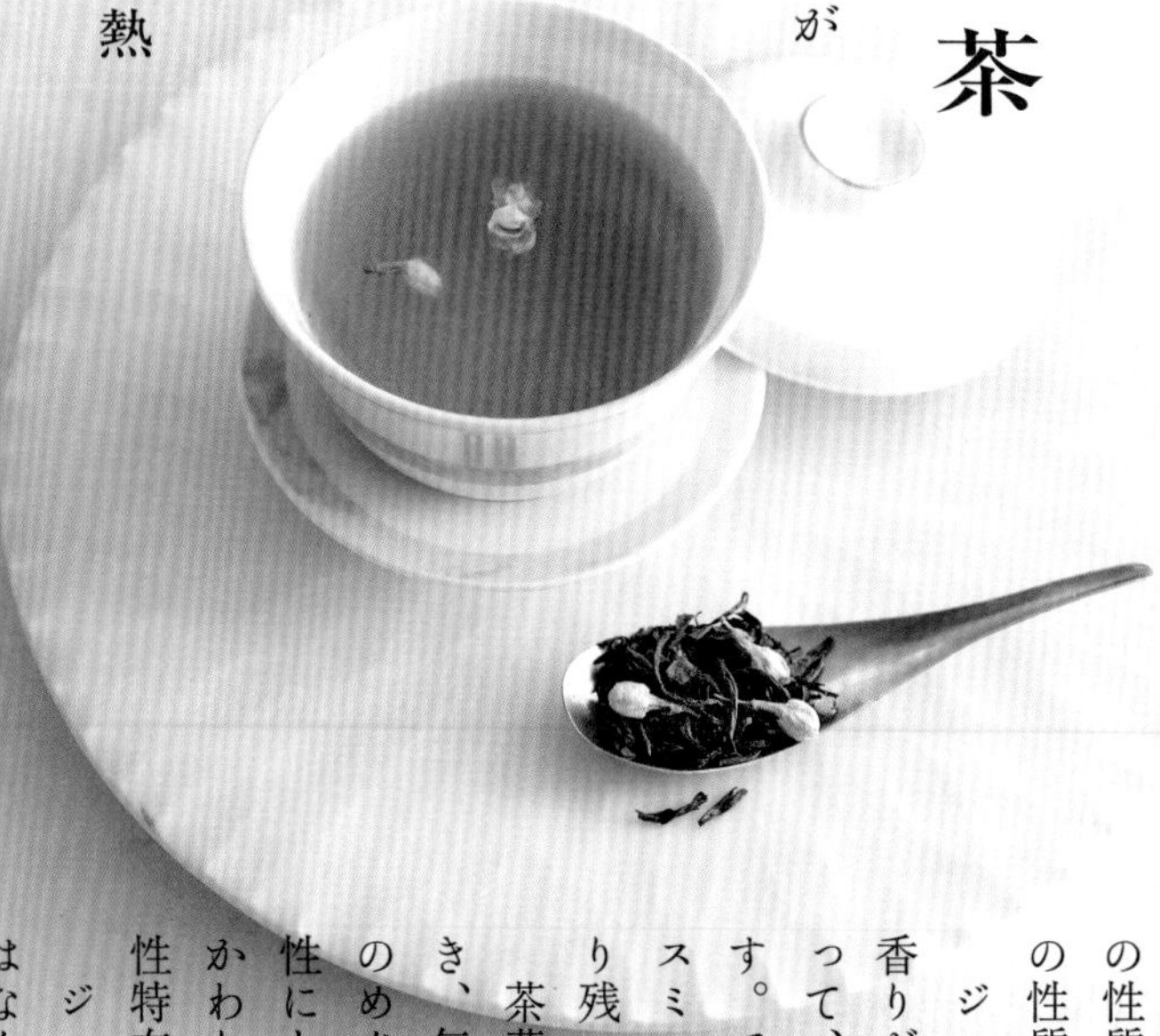

ジャスミン茶には、青茶ベースと烏龍茶ベースがあります。ジャスミンの花は温性ですが、ベースのお茶の性質から、お茶になると涼・平性の性質をもちます。

　ジャスミンの花は、華やかで甘い香りが特徴で、最も香る夜に摘み取って、茶葉と合わせて香りを移します。ですから、ドライになったジャスミンの花には、じつは香りはあまり残っていません。

　茶葉に移されたアロマは、肝に働き、気のめぐりを促進することで血のめぐりも促します。月経のある女性にとって肝は五臓のなかで最もかかわりの深い臓。肝を養うことは女性特有のトラブル予防にも有効。

　ジャスミン茶を淹れる際、熱湯ではなく、*茶海《ちゃかい》などでひと呼吸おいて冷ましたお湯を使うのがポイント。

＊お茶を注ぎ分けるときや、熱湯を冷ますときなどにいったん移す器。

## ＋ローズ

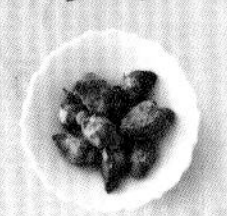

### 肝をストレスから守る

ローズ(マイカイカ)もジャスミンも、ストレスの影響を受けやすい肝を養う食材です。ストレスからくる月経不順、月経痛のほか胃痛などの改善に働き、2つの香りで癒やし効果も抜群です。

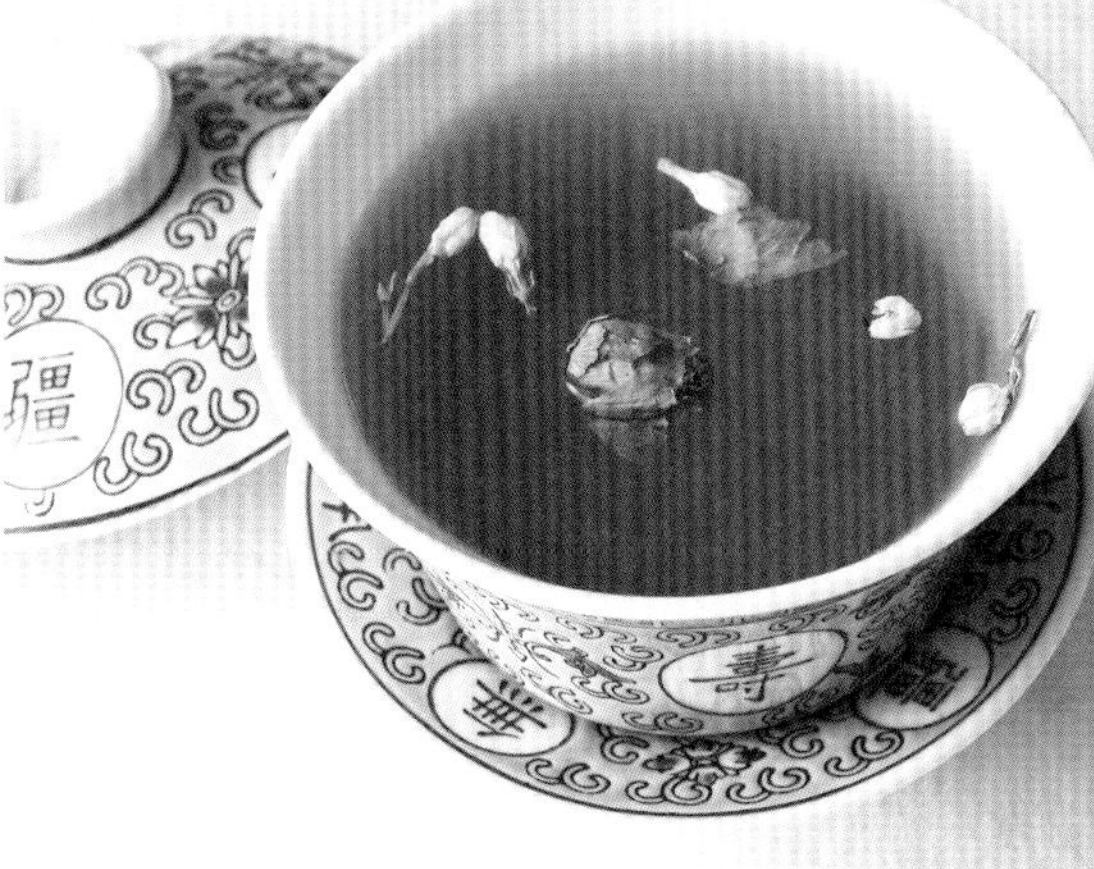

#### 材料と作り方

①ティーポットにジャスミン茶の茶葉小さじ1と、軸とガクを取り除いて崩したローズ（マイカイカ）4〜5輪を入れ、茶海などでひと呼吸おいて冷ましたお湯400mℓを注ぐ。
②2分ほど蒸らす。

**ジャスミン茶＋1食材で効果アップ**

## ＋牛乳

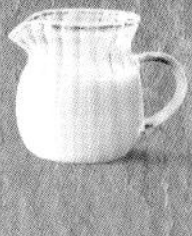

### 胃を守って消化を助ける

胃の働きを助けて津液を補う牛乳をプラスして、ストレスからくる胃痛や消化不良を改善。胃の機能が復活すれば、気・血も充実します。牛乳には潤す力があるので、肌を乾燥から守り美肌効果も。

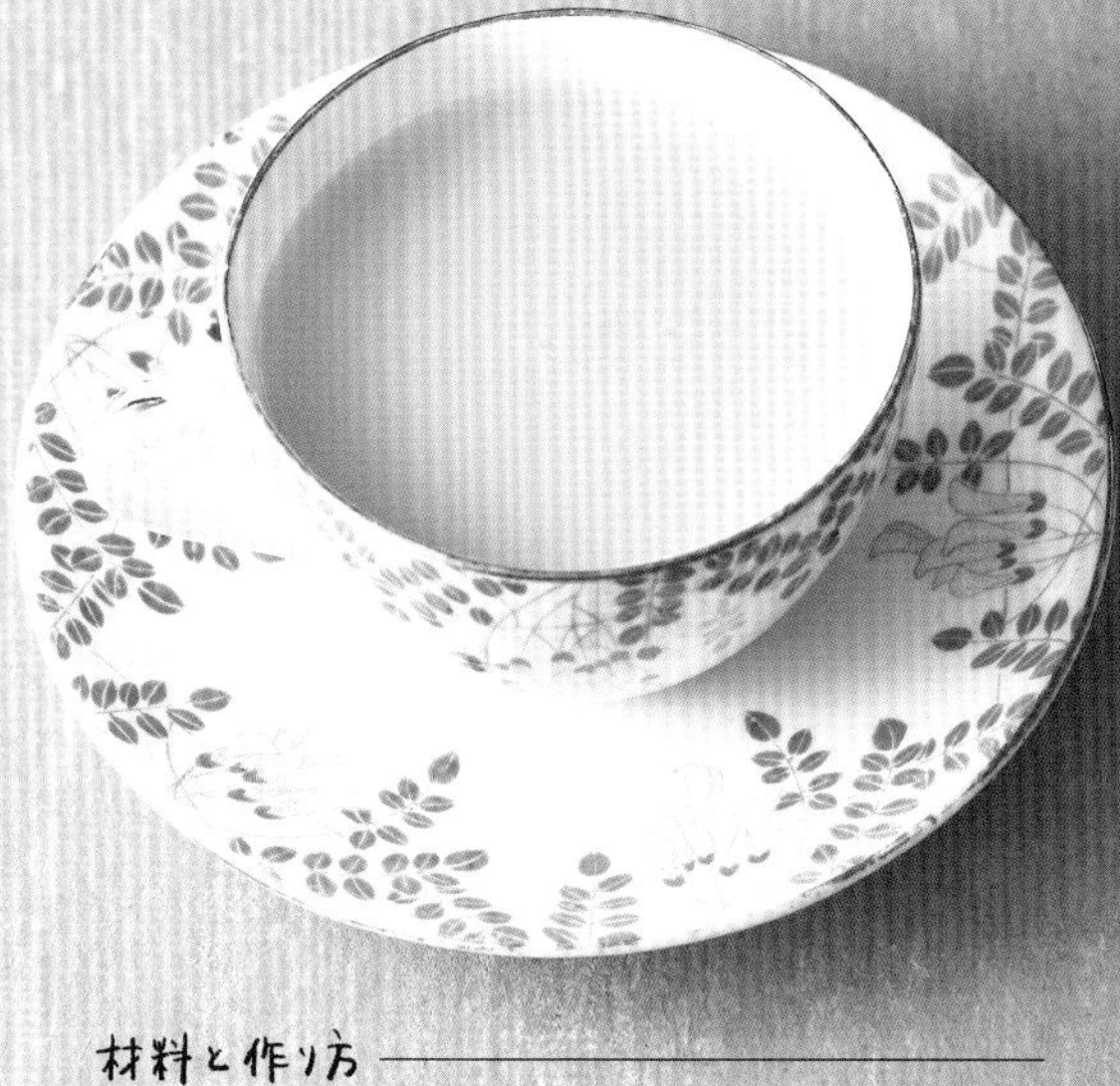

#### 材料と作り方

カップに温めた牛乳50mℓとジャスミン茶100mℓを注いで混ぜる。

女性に効く

# ローズティー

気・血をめぐらし
ストレスを和らげる

性質 温性

体質 気滞・瘀血

季節 通年

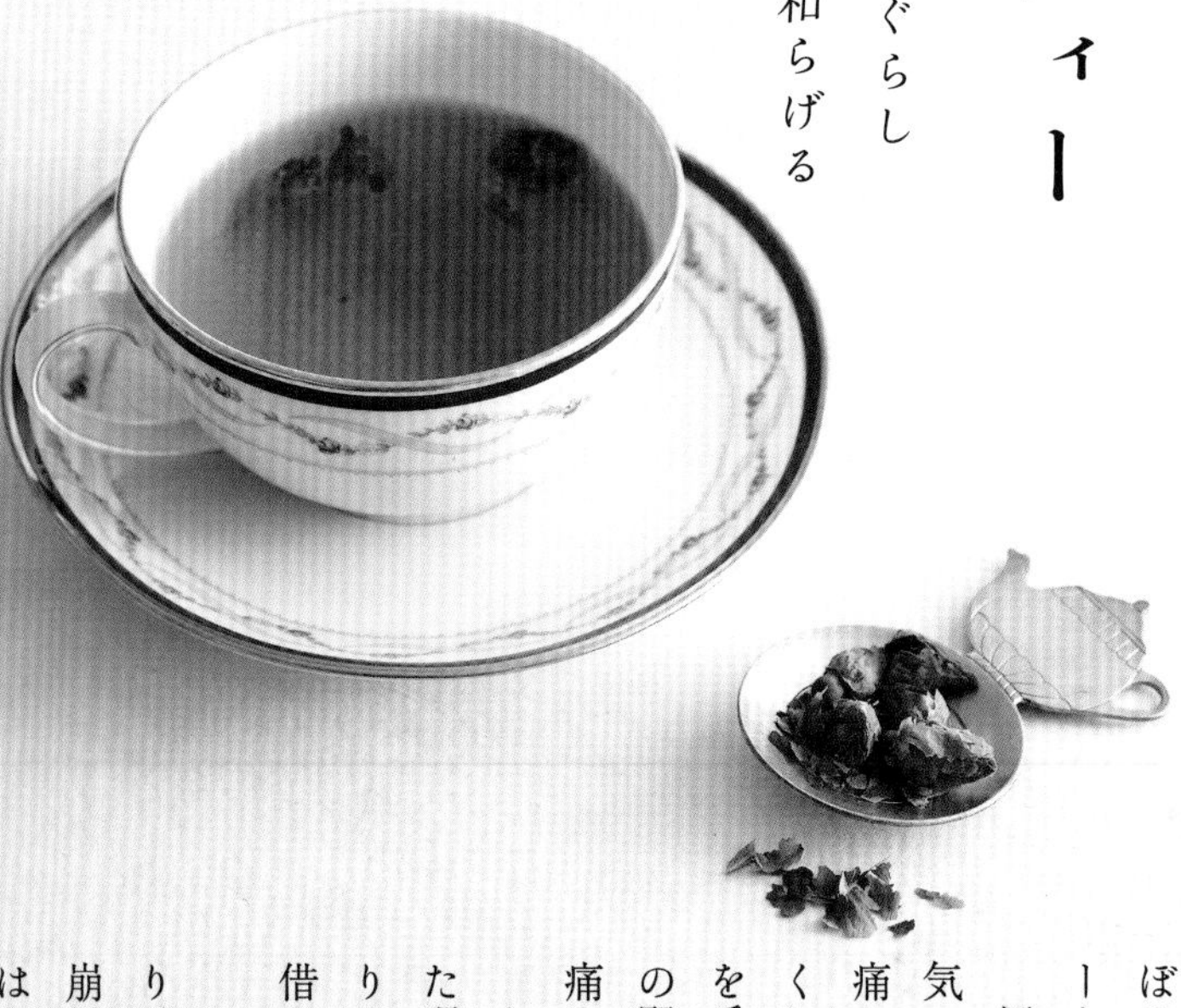

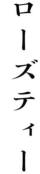

漢方では、ローズは正式には玫瑰《マイカイ》花《カ》（バラ科ハマナス）のこと。そのつぼみを乾燥させたものがローズティーとして市販されています。

優雅なローズの香りが肝に働いて、気・血をめぐらせ、月経不順や月経痛など婦人科系トラブルを改善してくれます。肝はストレスのダメージを受けやすい臓ですが、ローズは肝の緊張をゆるめ、ストレスからくる痛みなどを緩和してくれます。

とくに、春は肝が高ぶる季節。また環境の変化などでストレスもたまりやすいので、ローズティーの力を借りてみて。

ローズのつぼみは、ガクや軸をとり、成分が抽出されやすいよう少し崩してからティーポットへ。熱湯ではなく、ひと呼吸おいて、90度くらいに冷ましたお湯を使います。

## ＋ナツメ

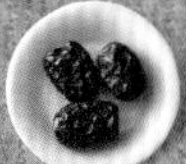

### 気・血をつくってめぐらす

ナツメは脾・胃を元気にして、気・血を養う食材。ナツメがつくった気・血をローズがめぐらす、連携プレーが期待できます。胃腸が弱く、疲れやすい、貧血気味の人にはとくにおすすめです。

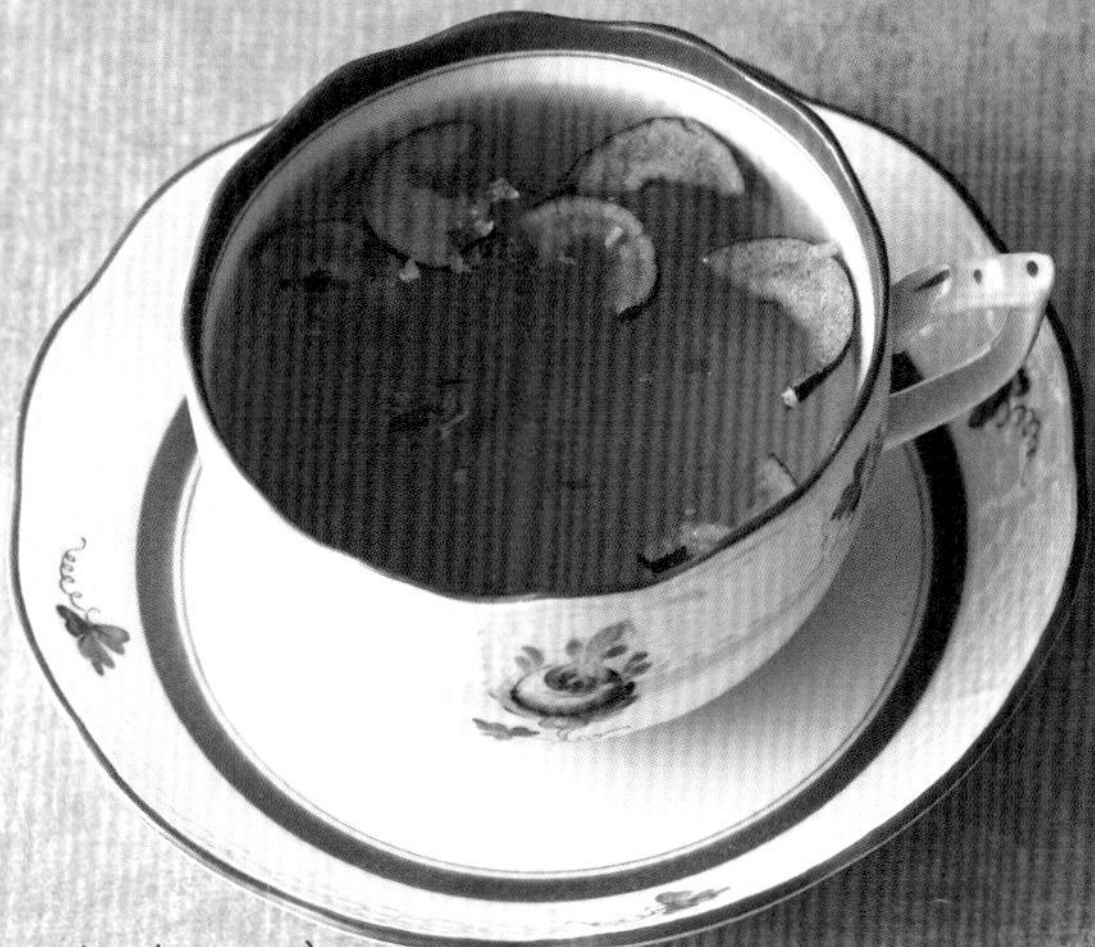

**材料と作り方**

①ナツメ1個は、縦に切り目を入れて種を取り出し、実を広げて端から巻き、薄切りにする。ガクと軸をとって少し崩したローズ8～10輪とともにティーポットに入れる。
②300mlの熱湯をひと呼吸おいて、90度に冷ましてから注ぎ、1～2分蒸らす。

# ローズティー＋1食材で効果アップ

## ＋コンデンスミルク

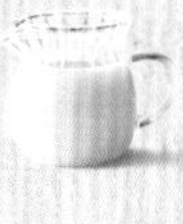

### 痛みを和らげる力をアップ

コンデンスミルクの濃厚な甘味は、体や精神の痛みを緩和してくれるといわれています。ローズの、ストレスからくる月経痛や胃痛などを和らげる働きをサポートし、効果をアップしてくれます。

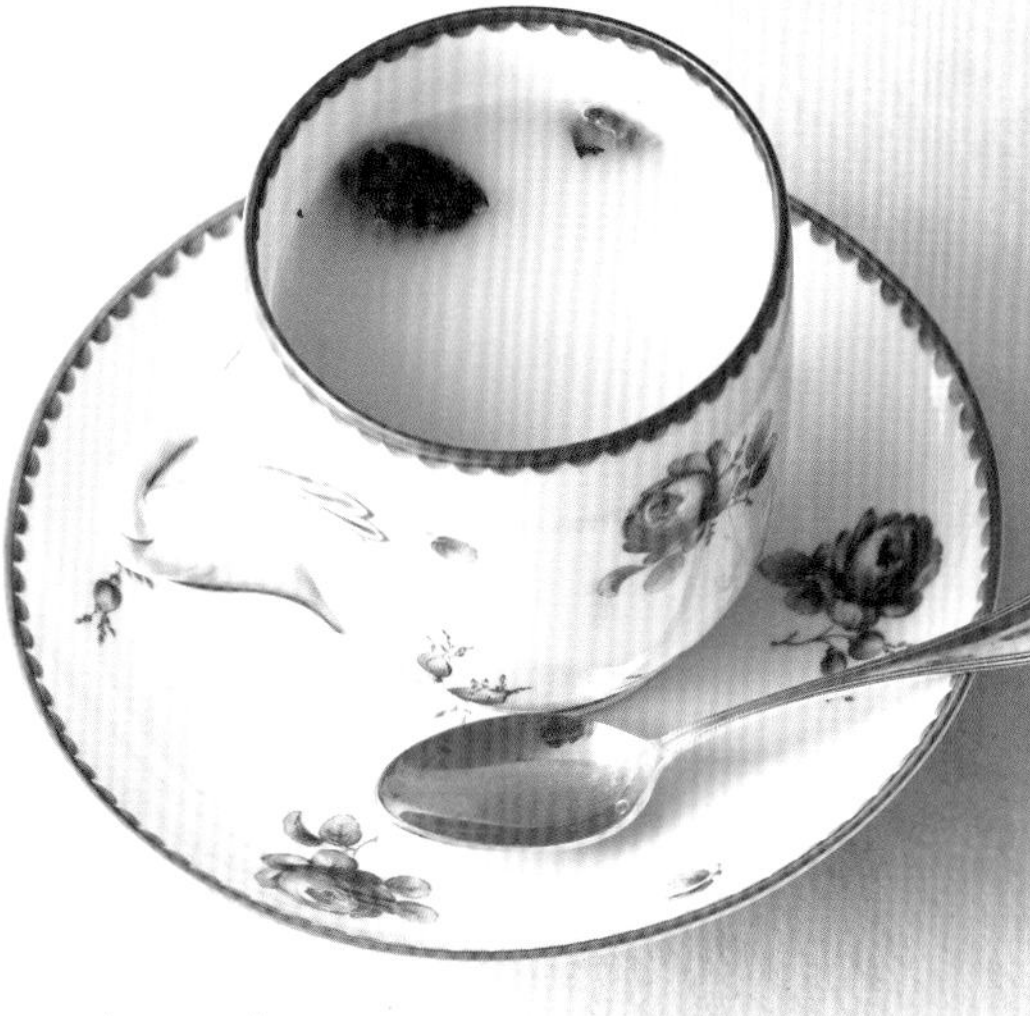

**材料と作り方**

カップにローズティー150mlを入れ、コンデンスミルク大さじ1を加えて混ぜる。

リフレッシュに

# 陳皮茶

脾と肺の気を動かして
体の湿気や痰を排出

性質　温性

体質　気滞・水毒

季節　梅雨～初秋

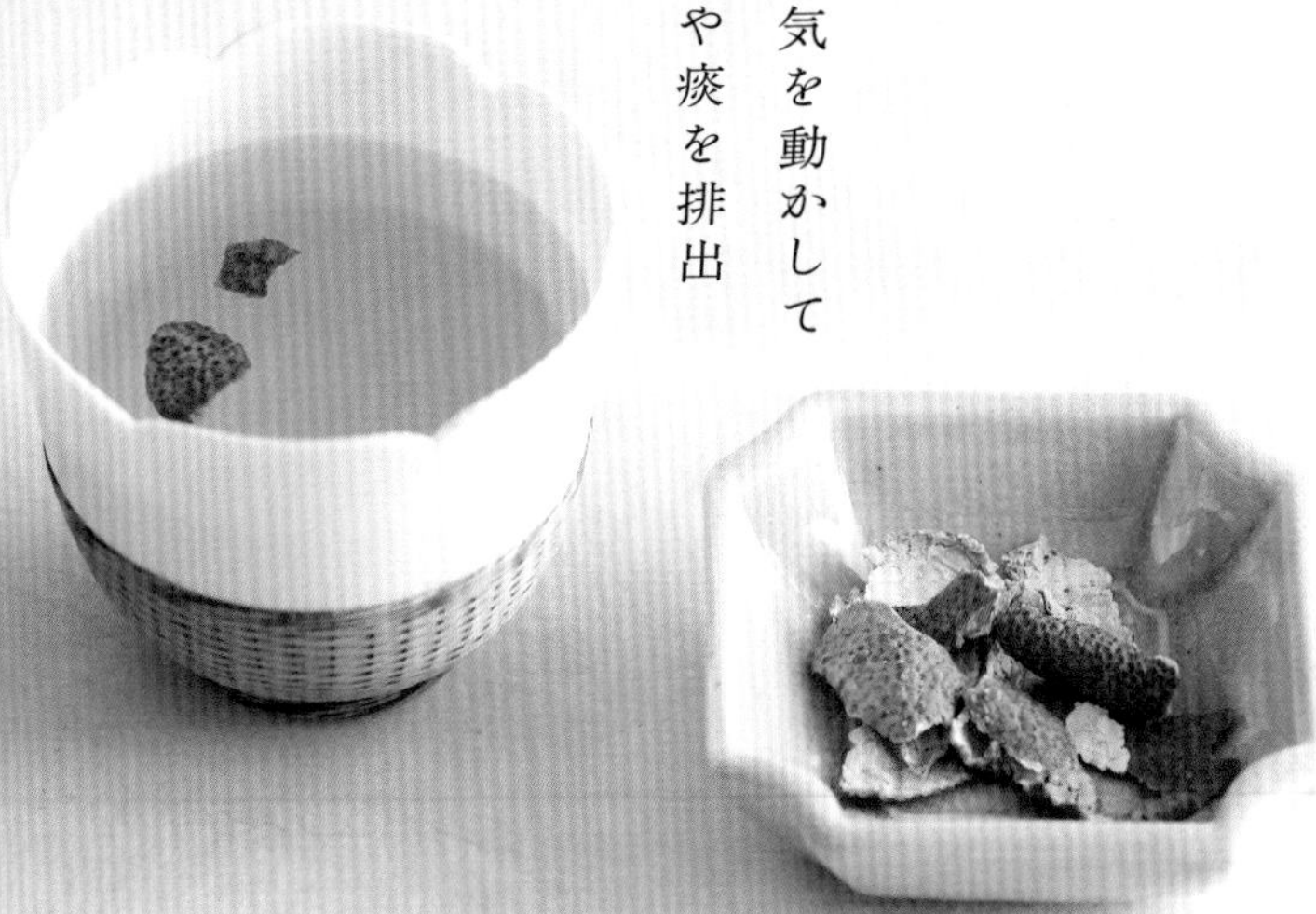

温州みかんの皮を干した陳皮は、古くから健胃薬として使われてきた生薬です。陳とは「古い」という意味で、1年以上おいたものが良質とされています。みかんを食べた後の皮を天日干しして手作りも可能です。

みかんの爽やかな香りは、おもに脾と肺の気を動かして、湿と痰を取り除き、気持ちも体もリフレッシュ。とりわけ、湿を嫌う脾を助けて、食欲不振の改善や消化促進に働き、肺から痰を追い出すことで風邪の症状を解消してくれます。さらに、脳の滞りもよくしてくれるので、認知症にも有効といわれています。

お茶にするには、ティーポットに陳皮3gを入れ、熱湯をひと呼吸おいて冷ましたお湯400mlを注いで2～3分蒸らします。香りがとばないうちに、淹れたらすぐ飲んで。

## 陳皮茶＋1食材で効果アップ

## ＋薬用人参

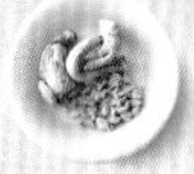

### 補ってめぐらす最強タッグ

陳皮は気をめぐらす力が絶大ですが、めぐらすだけではエンジンの空ぶかし状態。気を養う薬用人参と組めば、ガソリンとなる気を補給でき、空ぶかしを解消。気力が全身にみなぎります。

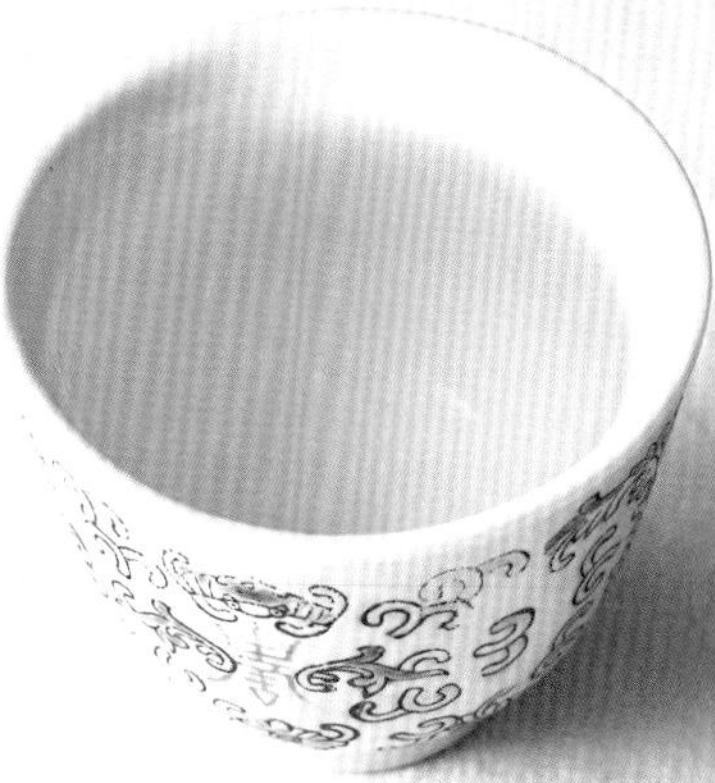

**材料と作り方**

①ティーポットに小さく切った薬用人参3〜4gと陳皮2gを入れ、熱湯400mℓを注ぐ。

②2〜3分蒸らす。

## ＋杏《きょう》仁《にん》霜《そう》

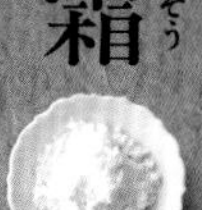

### 咳や痰が気になるときに

杏仁霜は肺を潤す食材。陳皮には、肺の気をめぐらす働きもあり、相乗効果で咳や痰といった肺からくる不調改善が期待できます。肺をサポートすることで、肺が管轄する肌も潤い、美肌効果も。

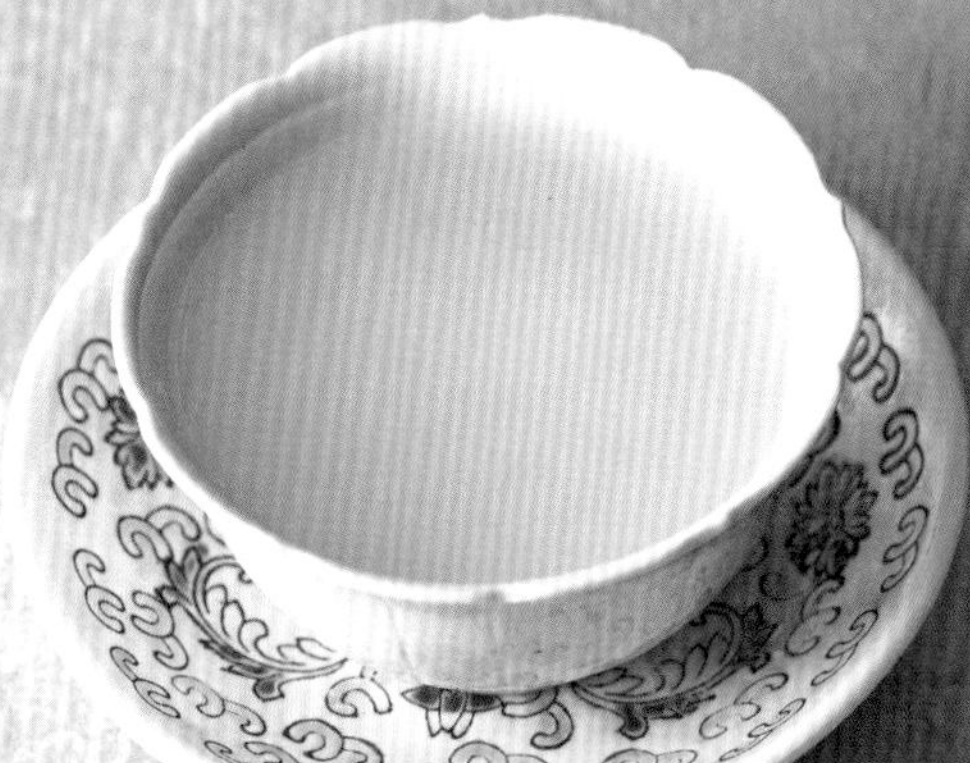

**材料と作り方**

カップに杏仁霜大さじ1を入れ、陳皮茶150mℓを注ぎ、よく混ぜる。

リフレッシュに

# レモンバーベナティー

こころを
浄化してくれる
レモンの爽やかな香り

性質
不明

体質
気滞

季節
通年

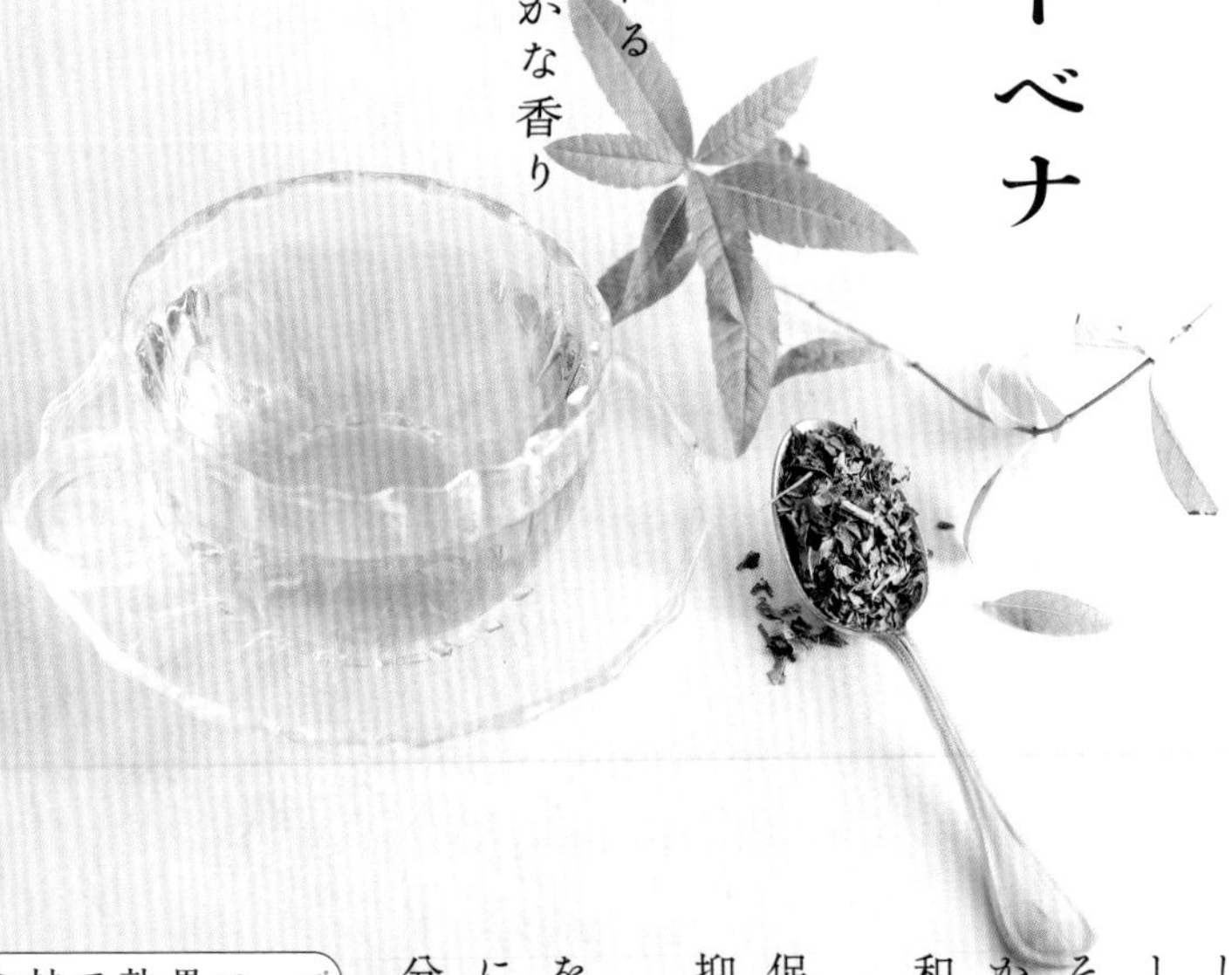

フランスではベルベーヌの名で親しまれ、食後のお茶やカフェメニューとしてポピュラーなハーブティー。その名のとおりレモンの香りが爽やかで、気分を落ち着かせ、緊張を緩和してくれる働きがあります。

　また、胃腸の働きを促して消化を促進、免疫力を高めて胃腸の炎症を抑える作用も。

　ドライのレモンバーベナ大さじ1をティーポットに入れ、95度くらいに冷ましたお湯300㎖を注ぎ、3分ほど蒸らします。

＋1食材で効果アップ

＋陳皮

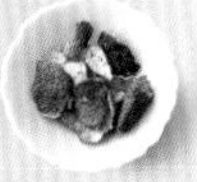

どちらも柑橘の香りで気をめぐらせ、胃もたれやストレスからくるむかつきに有効。レモンバーベナ(ドライ)大さじ1、粗く刻んだ陳皮2つまみに、熱湯300㎖を注いで3分蒸らします。

# 気分を落ち着かせる

## 蓮《れん》芯《しん》茶《ちゃ》

ヒステリーの熱を冷ましてくれる

性質　寒性

体質　陰虚・陽熱・気滞

季節　通年

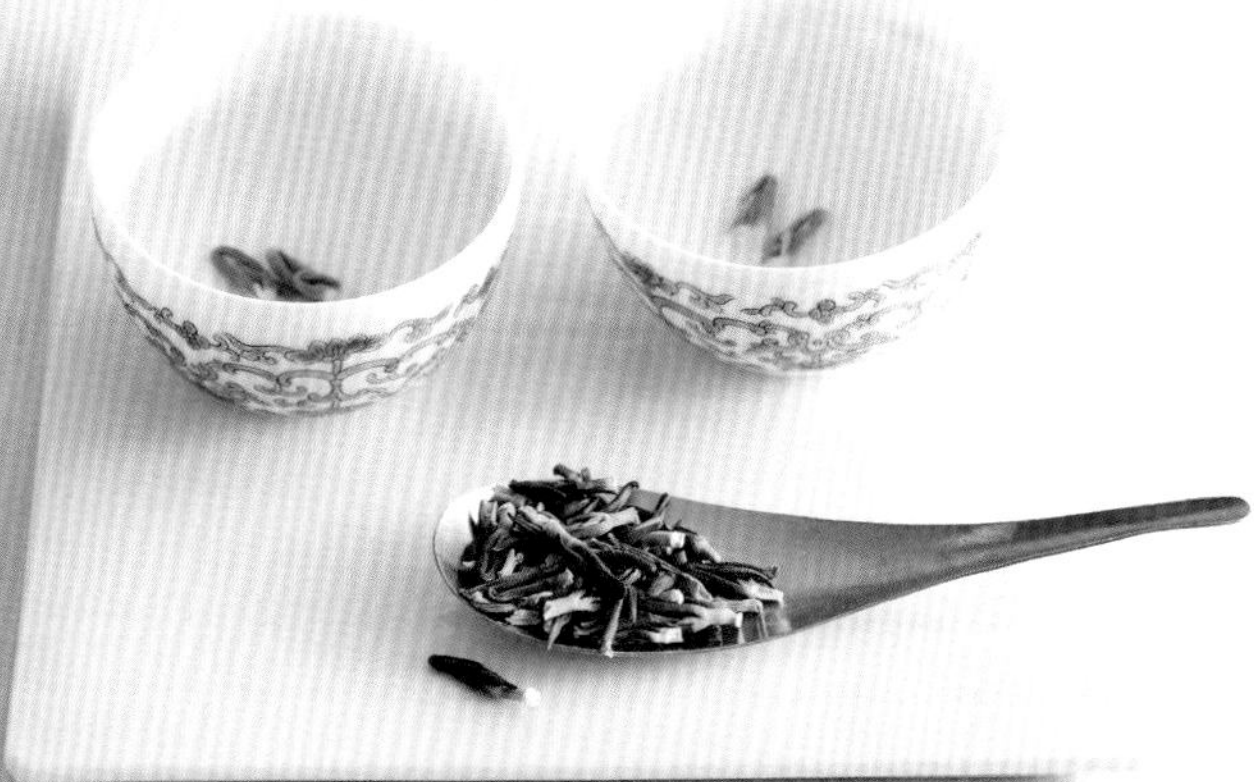

蓮の実の芽を乾燥させたお茶。泥の中から美しい花を咲かせ、泥の中で真っ白な根（蓮根）を張る蓮には、昔から浄化作用があるといわれてきました。ストレスで肝の気が上ってヒステリーを起こしているようなときに飲むと、蓮の力が心を清め、クールダウンに導いてくれます。

また寒性の蓮には「解暑作用」もあり、湿度のある熱を除去する働きも。ただし、寒性で苦味があるので、脾・胃に冷えがある人や、気虚、血虚の人は控えたほうがよいでしょう。

＋1食材で効果アップ

### ＋コンデンスミルク

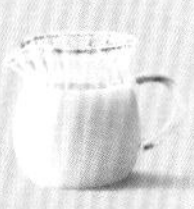

コンデンスミルクで蓮芯茶の苦味をマイルドに。ベースの牛乳にはイライラを解消する作用があり、甘味にもこころを落ち着かせる働きが。蓮芯茶150㎖にコンデンスミルク大さじ1を加えます。

気分を落ち着かせる

# カモミールティー

穏やかでやさしい安眠ハーブの代表格

性質
**涼性**

体質
**気滞・陰虚・陽熱**

季節
**通年**

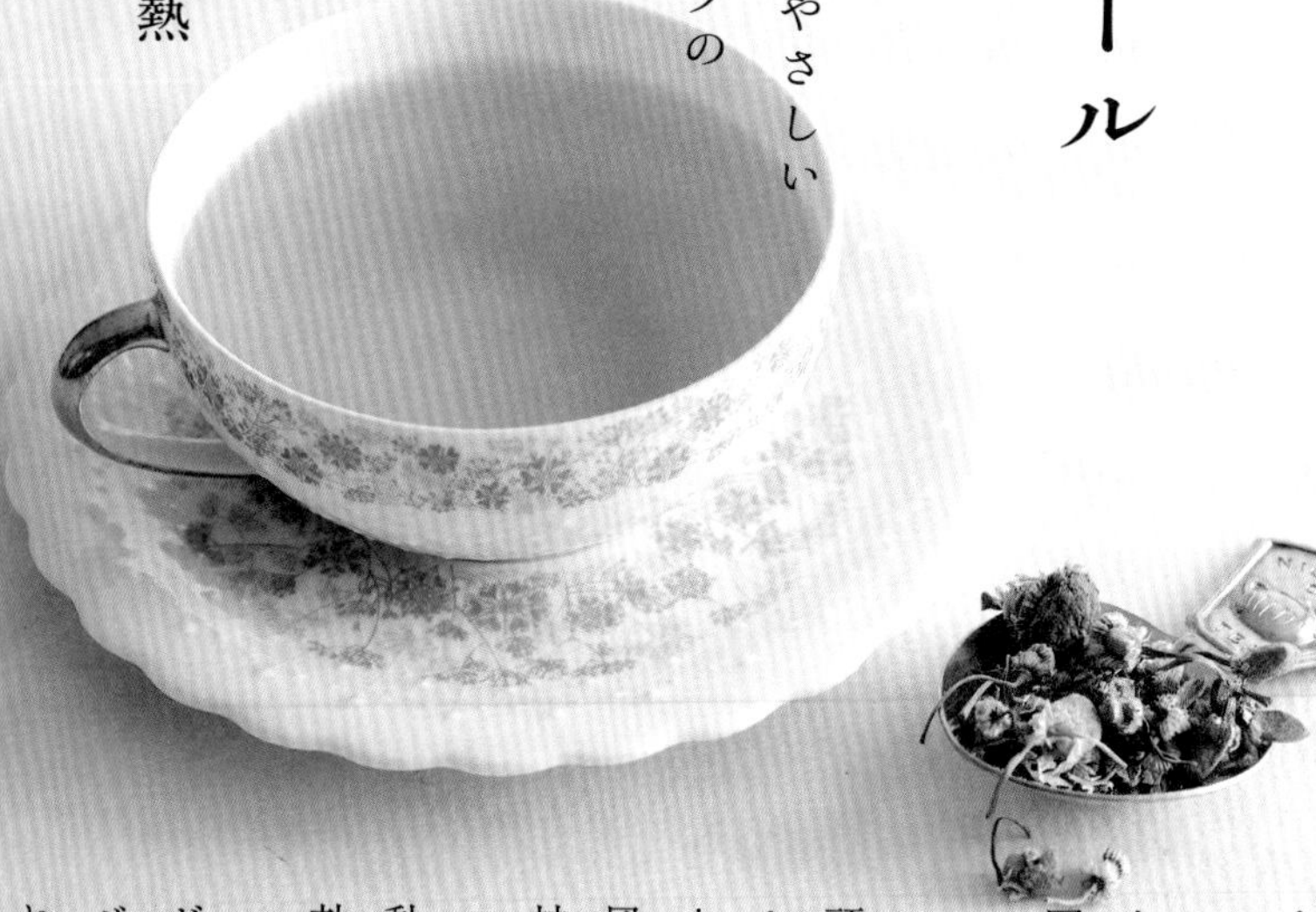

中国では母菊とよばれ、ヨーロッパでは古くから栽培されてきた薬用ハーブです。いくつか種類がありますが、ローマンカモミールはおもに園芸用で、ハーブティーにはジャーマンカモミールが使われます。

不眠に効くハーブとして有名で、頭痛、関節痛、リウマチといった痛みの緩和作用もあるとされています。また、涼性で体の余分な熱をとり、風邪の感冒症状、胃の鎮静、女性の神経症、イライラなどにも有効。

効能は穏やかで、子どもの不安や動揺を取り除き、優れたリラックス効果をもたらすとも。

ドライのカモミールの花をブレンドしたお茶が市販されていますが、ジャーマンカモミールの花が手に入れば、ぜひフレッシュでも。香りでも目でも癒やされます。

## ＋ラベンダー

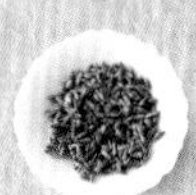

### 安眠ハーブの2トップ

フローラルな香りあふれるラベンダーは、カモミールと並んで不眠によいハーブの代表。ストレスによる緊張を和らげ、こころを穏やかにしてくれます。覚醒作用もあるので使いすぎにはご注意を。

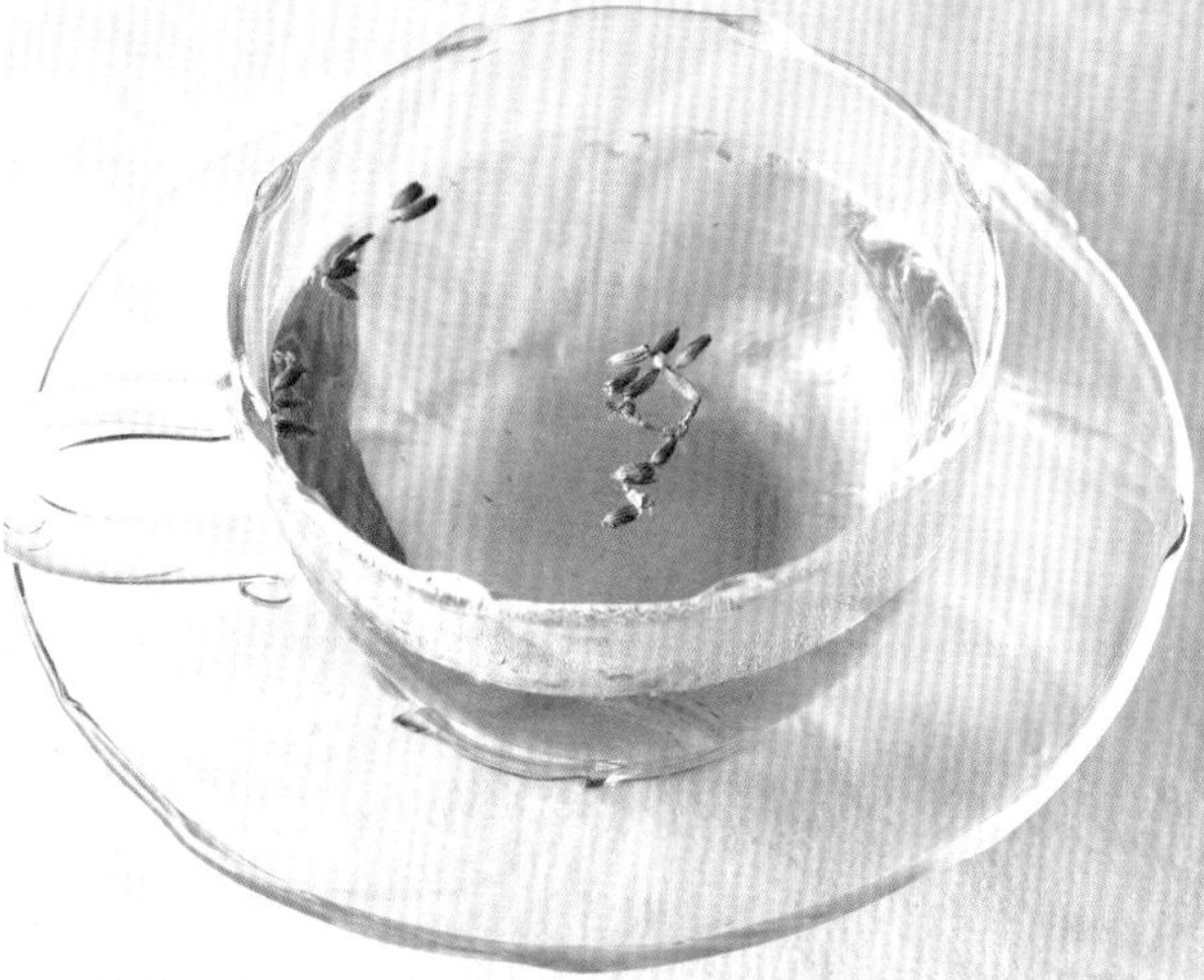

**材料と作り方**

①ティーポットにラベンダー（ドライ）小さじ2とカモミールティーの茶葉大さじ1を入れ、95度に冷ましたお湯300㎖を注ぐ。
②3分ほど蒸らす。

## カモミールティー＋1食材で効果アップ

## ＋レーズン

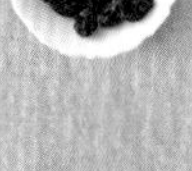

### 眠りに必要なミネラルを補給

鉄やカルシウムなどのミネラルが豊富なレーズン。とくにイライラを鎮めるといわれるカルシウムは安眠に必要なもの。お茶にほのかな甘味もプラスされ、気分が落ち着きます。

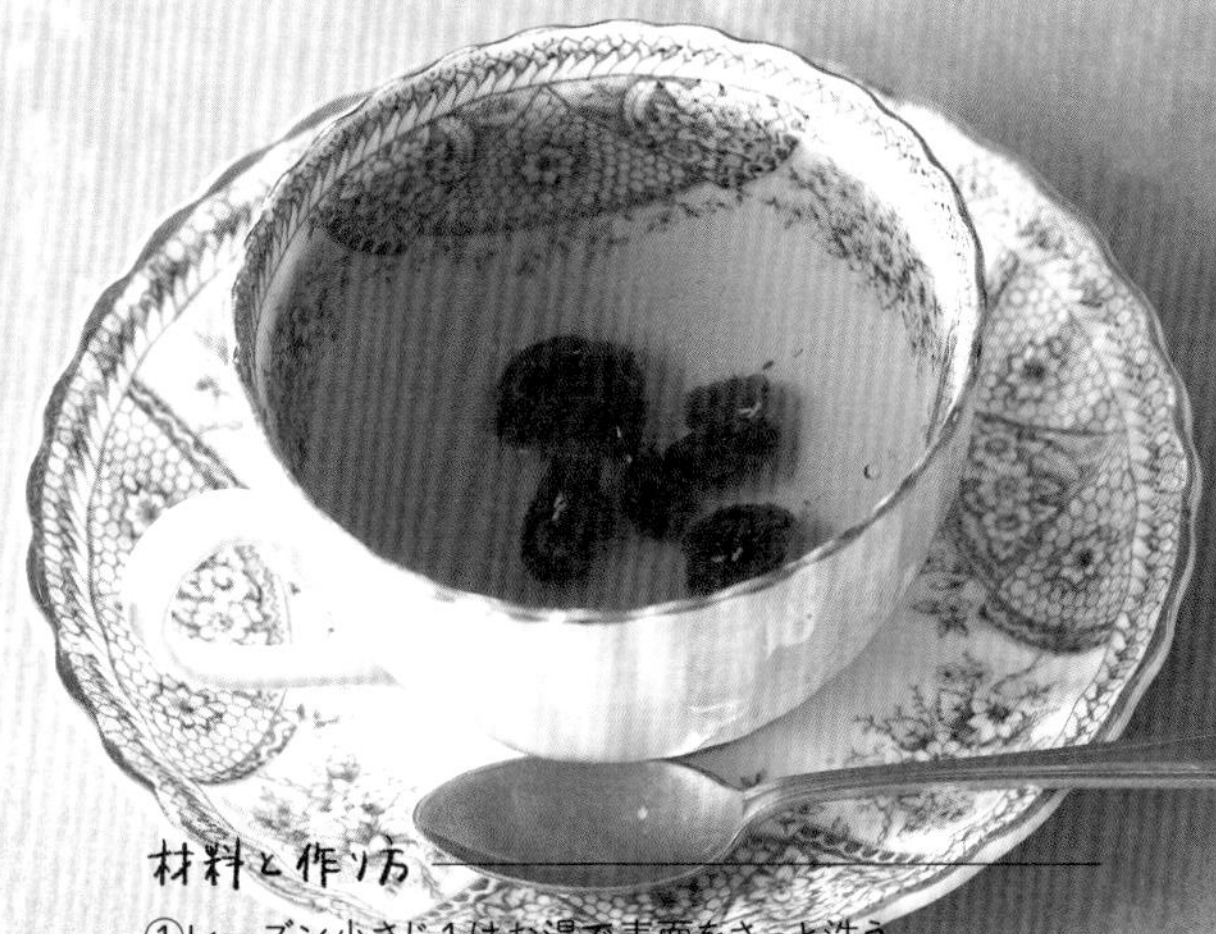

**材料と作り方**

①レーズン小さじ1はお湯で表面をさっと洗う。
②カップにレーズンを入れ、カモミールティー150㎖を注いでふたをし、5分ほど蒸らす。
※最後にレーズンも食べる。就寝中に食べ物が胃にあるのを防ぐため、就寝2時間前までに飲むように。

# のどの不調・咳に効く

## 杏仁茶

肺を潤す白いお茶で
のどの不調も改善

性質　平性

体質　陰虚・気虚

季節　通年

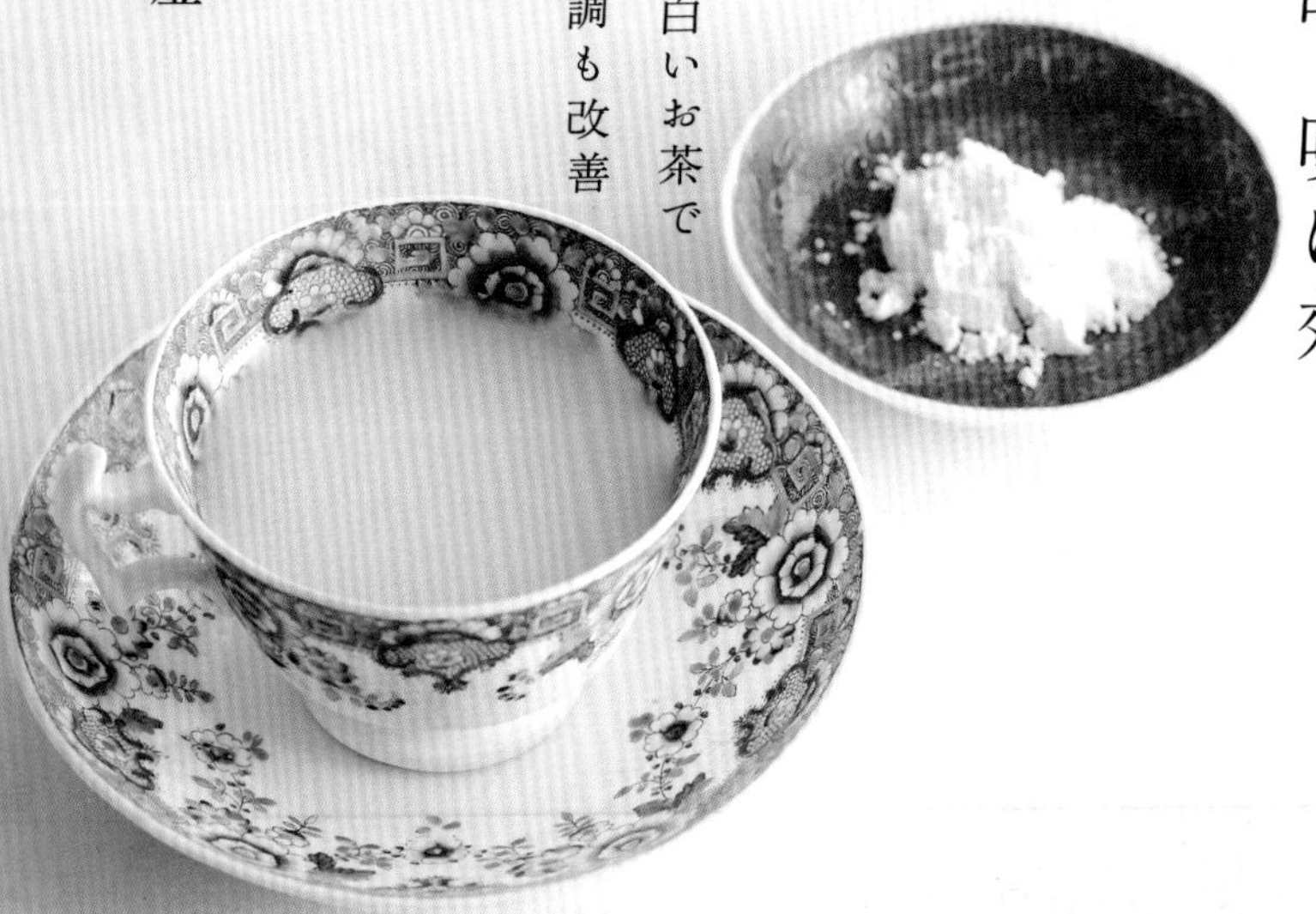

杏の種子の中にある「仁《さね》」を粉状にし、砂糖やコーンスターチ、全粉乳などを加えて加工したものが杏仁《きょうにん》霜《そう》。杏仁豆腐の素になります。

漢方では、苦味があり、毒性をもつ「苦杏仁《くきょうにん》」が鎮咳薬として用いられますが、杏仁霜に使われるのは「甜杏仁《てんきょうにん》」といって無毒のもの。

薬膳では、白い食材は肺に働くと考えますが、この杏仁霜も肺を潤し、咳を鎮める働きが。さらに肺と関係の深い大腸や肌にも作用します。

カップに杏仁霜大さじ1を入れて熱湯200㎖を注いでよく混ぜれば、杏仁茶に。杏仁豆腐のような味わいで、牛乳を入れてもおいしく、リラックス効果が加わります。季節を問わずおすすめですが、秋〜冬は乾燥対策にぜひ。とろりとした飲み口で、のどの粘膜を守ってくれます。

## 杏仁茶＋1食材で効果アップ

### ＋はちみつ

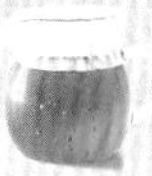

**のどの乾燥・イガイガに**

肺や脾を補い、潤して咳を止める働きのあるはちみつは、杏仁霜との相乗効果で、のどの乾燥を防ぎ、イガイガを改善。杏仁霜は甘さ控えめのため、はちみつの甘味が加わるとより飲みやすく。

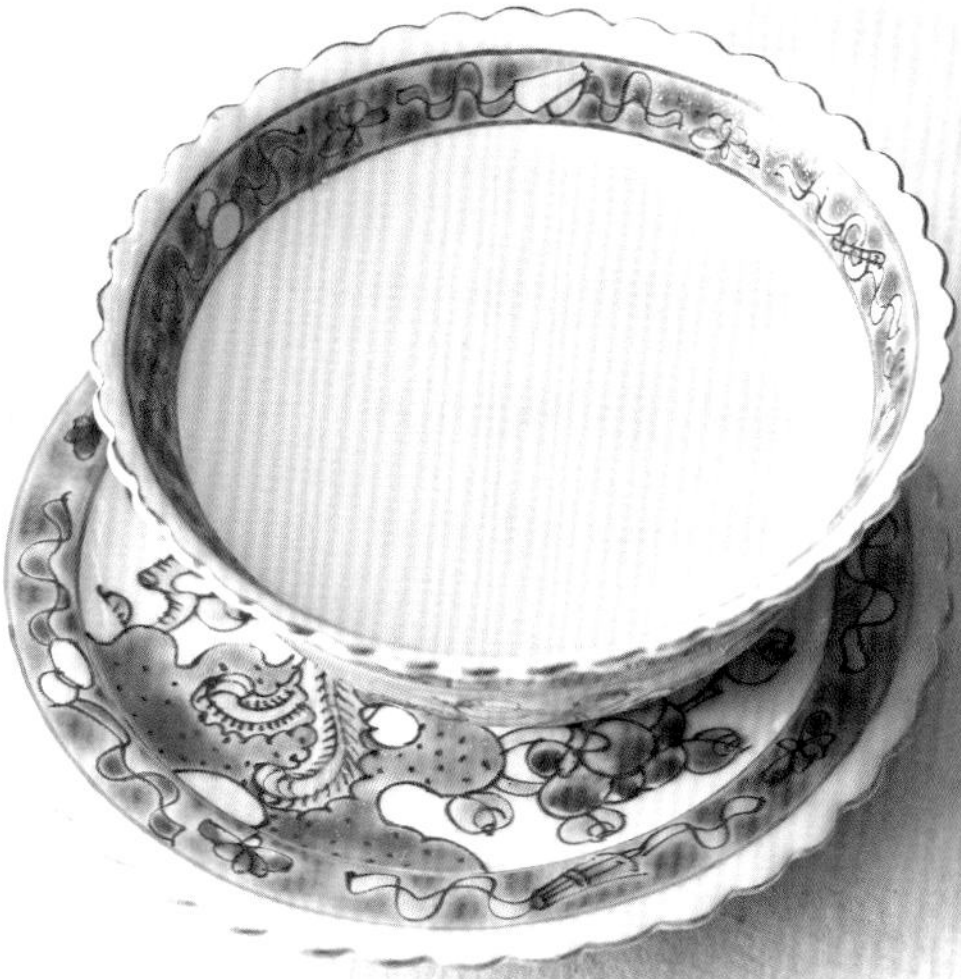

**材料と作り方**

カップにはちみつ大さじ1と杏仁霜大さじ1を入れ、熱湯200mℓを注いでよく混ぜる。

### ＋ブルーマロウ

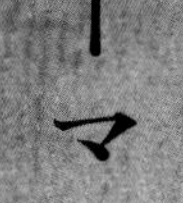

**とろみが粘膜を潤す**

ウスベニアオイの青い花は、お茶にするととろみが出るのが特徴で、杏仁茶のとろみとダブルでのどの粘膜を潤してくれます。咳や痰が気になるときに力を発揮するほか、免疫力もアップ。

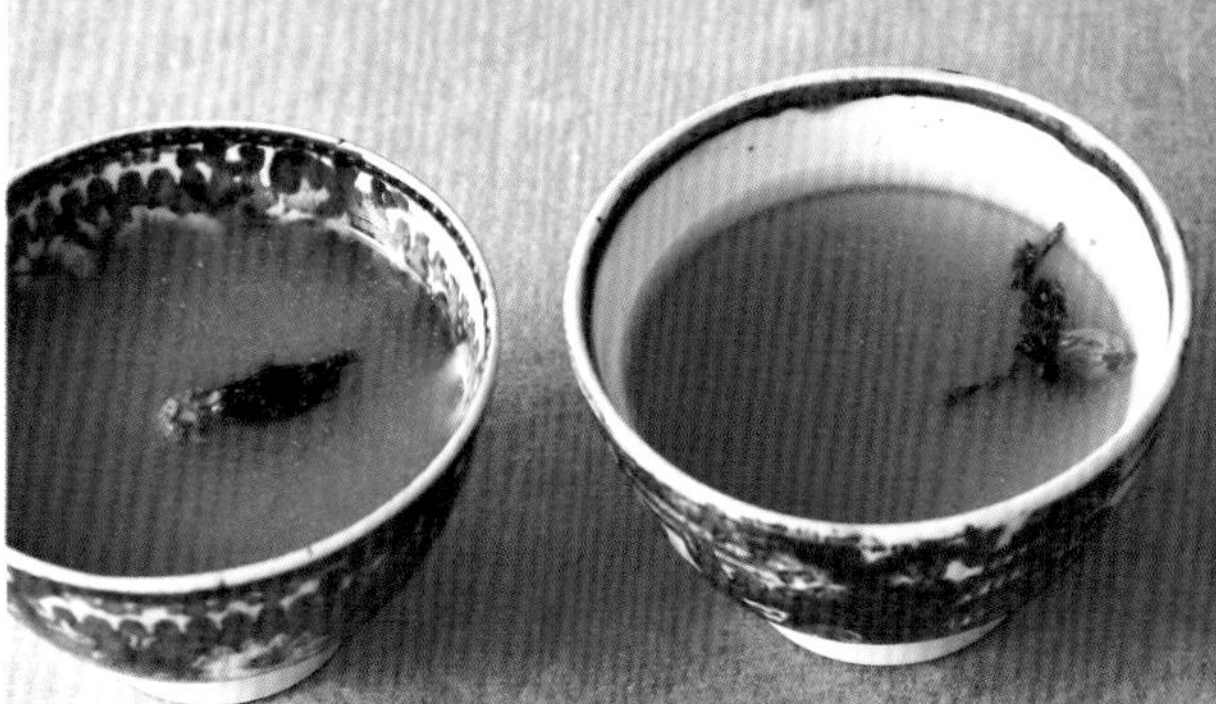

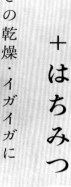

**材料と作り方**

①ティーポットにブルーマロウ大さじ1と杏仁霜大さじ2を入れ、熱湯400mℓを注ぐ。

②3分ほど蒸らしてよく混ぜてから、カップに注ぐ。

# ゆず茶

のどを
乾燥から守り、
風邪の症状を改善

性質 寒性

体質 気滞

季節 初冬〜初春

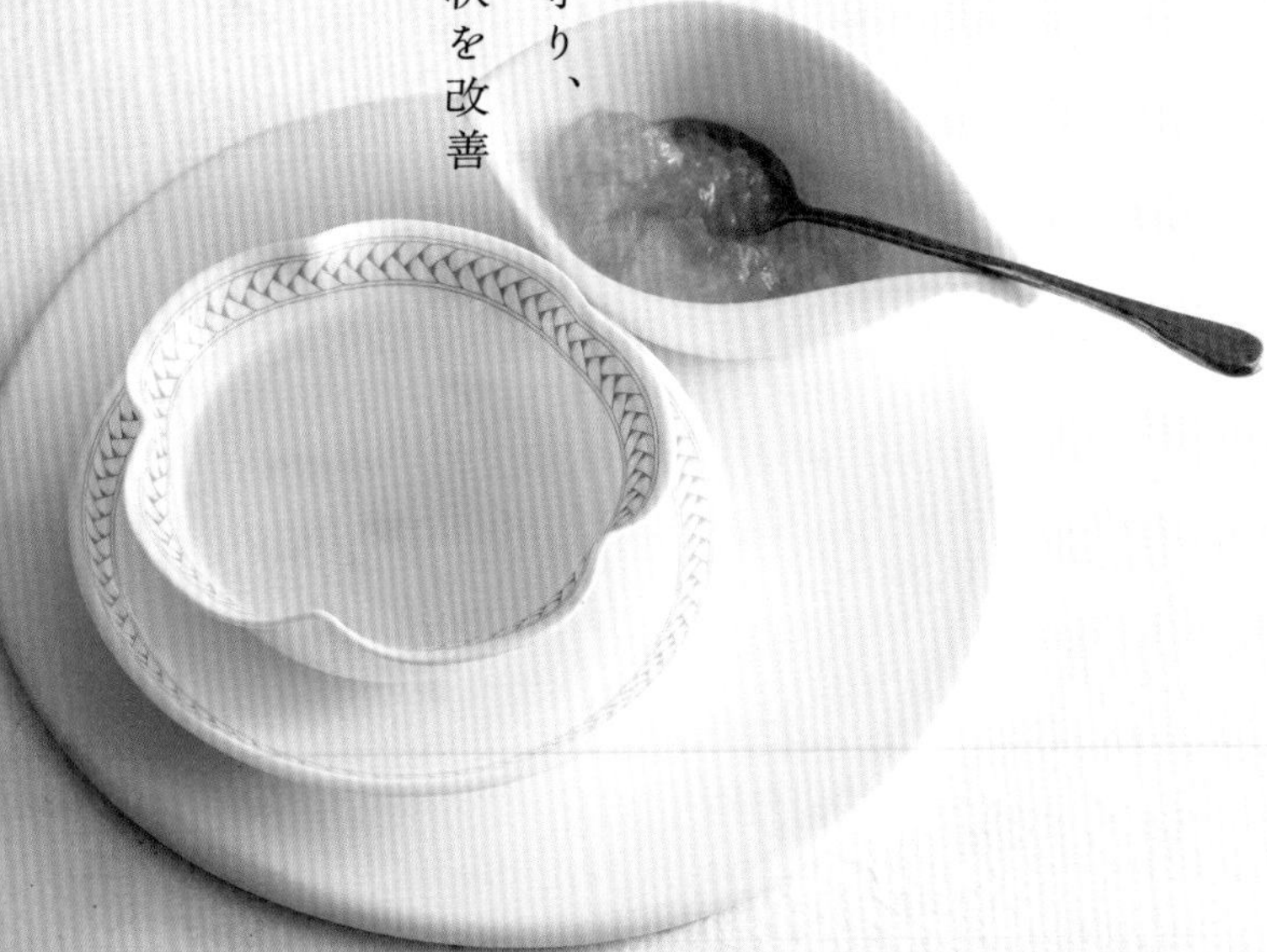

ゆずを丸ごとジャム状にしたものにお湯を注いだのがゆず茶。韓国では風邪予防としてもポピュラーです。

果汁の酸味は血液をアルカリ性にし、香りが気をめぐらせて痰を解消。ビタミンCなどの抗酸化成分が邪気を払い、水溶性食物繊維のぬるぬる成分がのどの乾燥を防ぎます。

手作りするなら、皮や実はもちろん、種もお茶パックなどに入れて砂糖と一緒に煮ましょう。種は、民間療法でもしばしば用いられ、薬効成分が豊富といわれています。

＋１食材で効果アップ

## ＋はちみつ

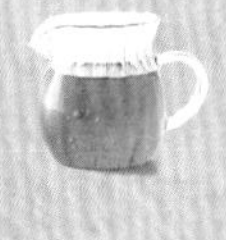

酸味と甘味のコンビは、陰(潤い)と気を補うため、ゆずと、甘味のはちみつはベストコンビ。ゆず茶とはちみつ各大さじ１に熱湯１５０㎖を加えます。風邪の引きはじめに効果的。

ダイエットに

# サラシア茶

糖尿病予防に注目のお茶

性質 不明

体質 陰虚・陽熱

季節 通年

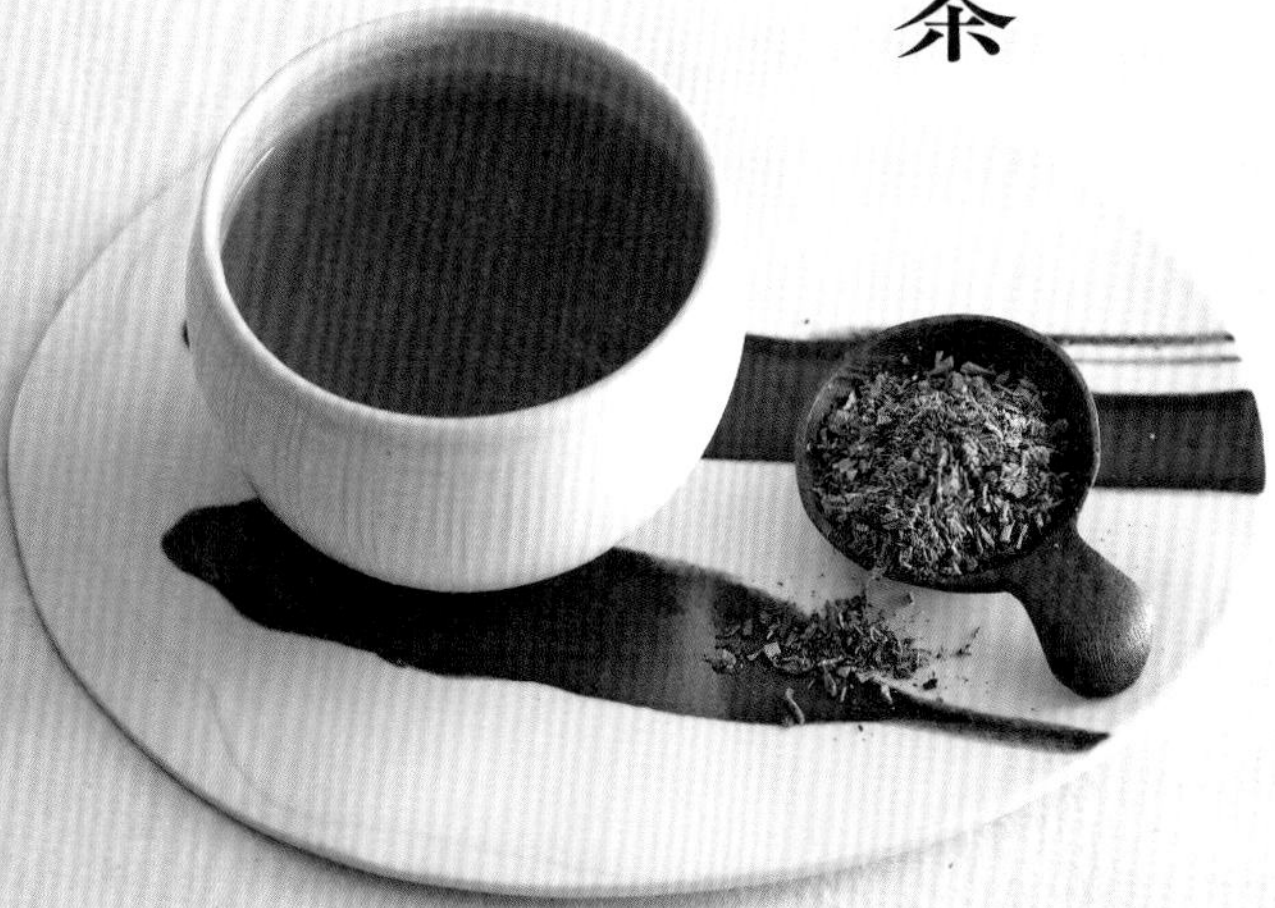

サラシアは、インドやスリランカなどの熱帯雨林に自生するつる性の植物で、お茶はその根や幹などを削って焙煎したもの。

近年の研究で食後血糖値の上昇や脂肪の蓄積を抑えることがわかってきました。食前や食中に飲むとよく、長期間飲用することで効果が現れるといいます。

甘いものや脂っこいものをとりすぎると、解毒のために肝が疲弊ぎみに。そんなとき、サラシア茶の力を借りれば、肝養生につながります。

＋１食材で効果アップ

## ＋緑茶

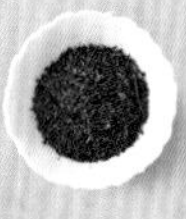

ストレスで過食したり飲みすぎたりする人は、サラシア茶に緑茶をブレンド。ティーポットにサラシア茶と緑茶の茶葉各小さじ1を入れ、90度のお湯４００㎖を注ぎ、1分ほど蒸らします。

ダイエットに

# プーアール茶

動物性脂肪を分解し
吸収を抑える

性質　平性

体質　瘀血・気滞・水毒

季節　通年

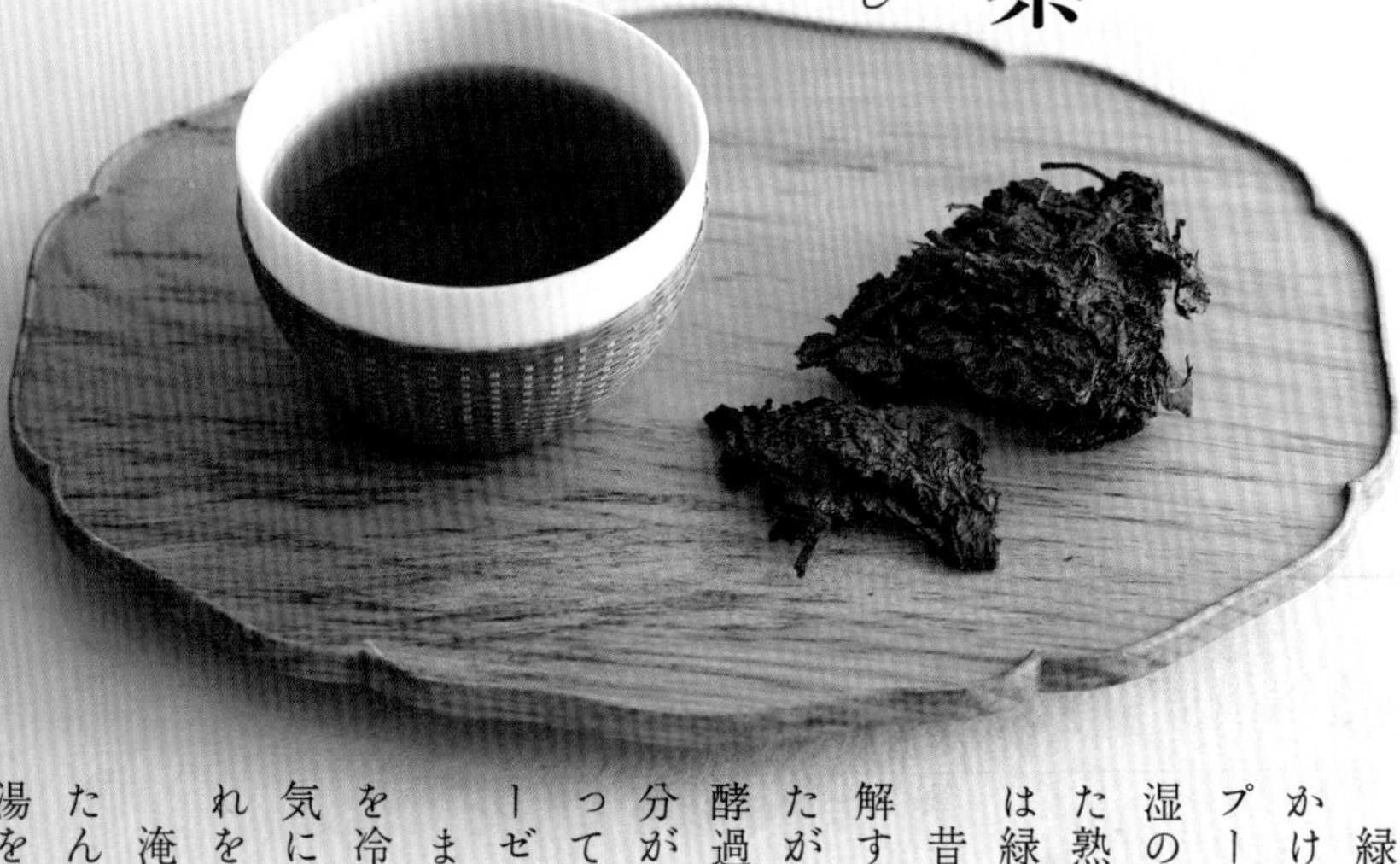

緑茶を発酵させたもので、時間をかけて自然発酵・天日乾燥させた生プーアール茶と、短期間で高温・高湿の中、麹菌を加えて熟成発酵させた熟プーアール茶があります。生茶は緑色を残し、熟茶は黒くなります。

昔からプーアール茶には脂肪を分解する働きがあるといわれてきましたが、近年科学的な研究も進み、発酵過程で生じる没食子酸《もっしょくしさん》という成分が糖質の吸収を妨げることがわかってきました。脂肪分解酵素のリパーゼも発酵によって生成されます。

また、プーアール茶は平性で、体を冷やさない数少ないお茶。胃を元気にして油による消化不良や胃もたれを解消し、便通も整えます。

淹れる際は、茶葉をほぐし、いったん湯を捨てて茶洗いしてから、熱湯を注ぐのがポイント。

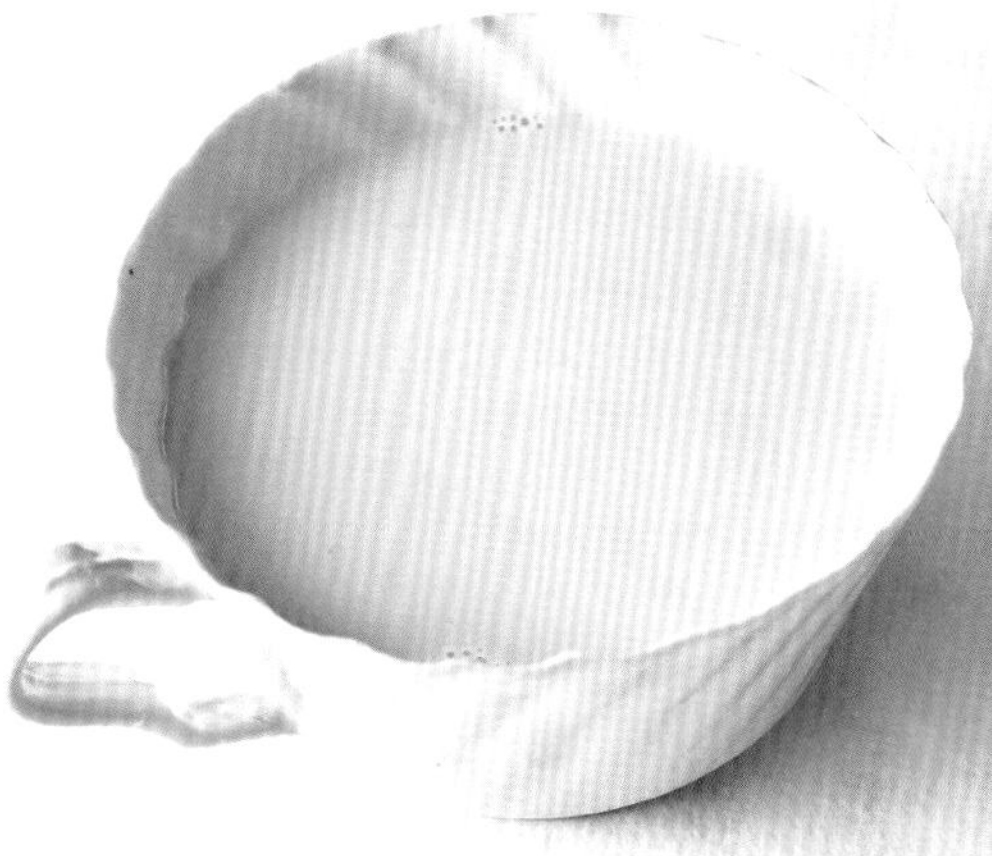

## ＋豆乳

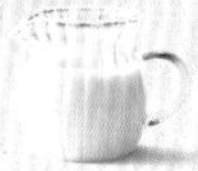

### 味や刺激をまろやかに

豆乳がプーアール茶の独特な味をまろやかにし、緑茶と同じくらい含まれるカテキンの胃への刺激も緩和。豆乳の健胃作用がプーアール茶の効能を助けるほか、肺熱をとって咳の改善にも。

**材料と作り方**

カップにプーアール茶150mℓと、温めた豆乳50mℓを入れて混ぜる。

## プーアール茶＋1食材で効果アップ

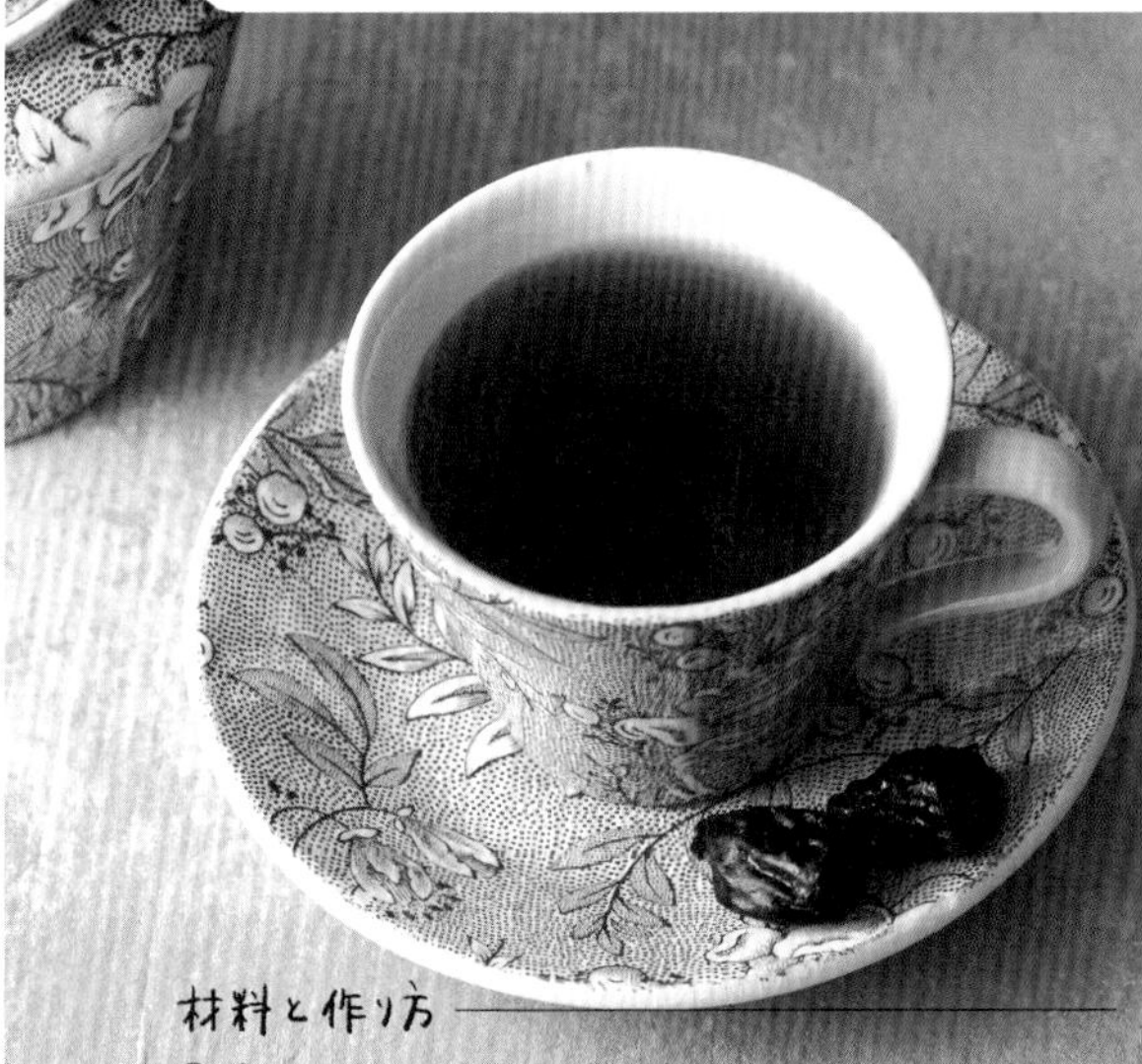

## ＋プルーン

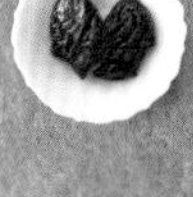

### 鉄分補給と便通改善に

鉄分豊富なプルーンは、貧血や便通の改善が期待できる食材です。プーアール茶の胃腸に働く力を後押しして、胃腸の働きを活発にしてくれます。便秘がちな人におすすめの組み合わせ。

**材料と作り方**

①プルーン1〜2個はお湯で洗ってから種を取って刻む。
②カップにプルーンを入れ、プーアール茶150mℓを注ぎ、ふたをして2分ほど蒸らして混ぜる。
※最後にプルーンも食べる。

ダイエットに

# そば茶

ルチンがコレステロールを排出

性質　平性

体質　気虚・気滞・瘀血・陰虚・陽熱

季節　通年

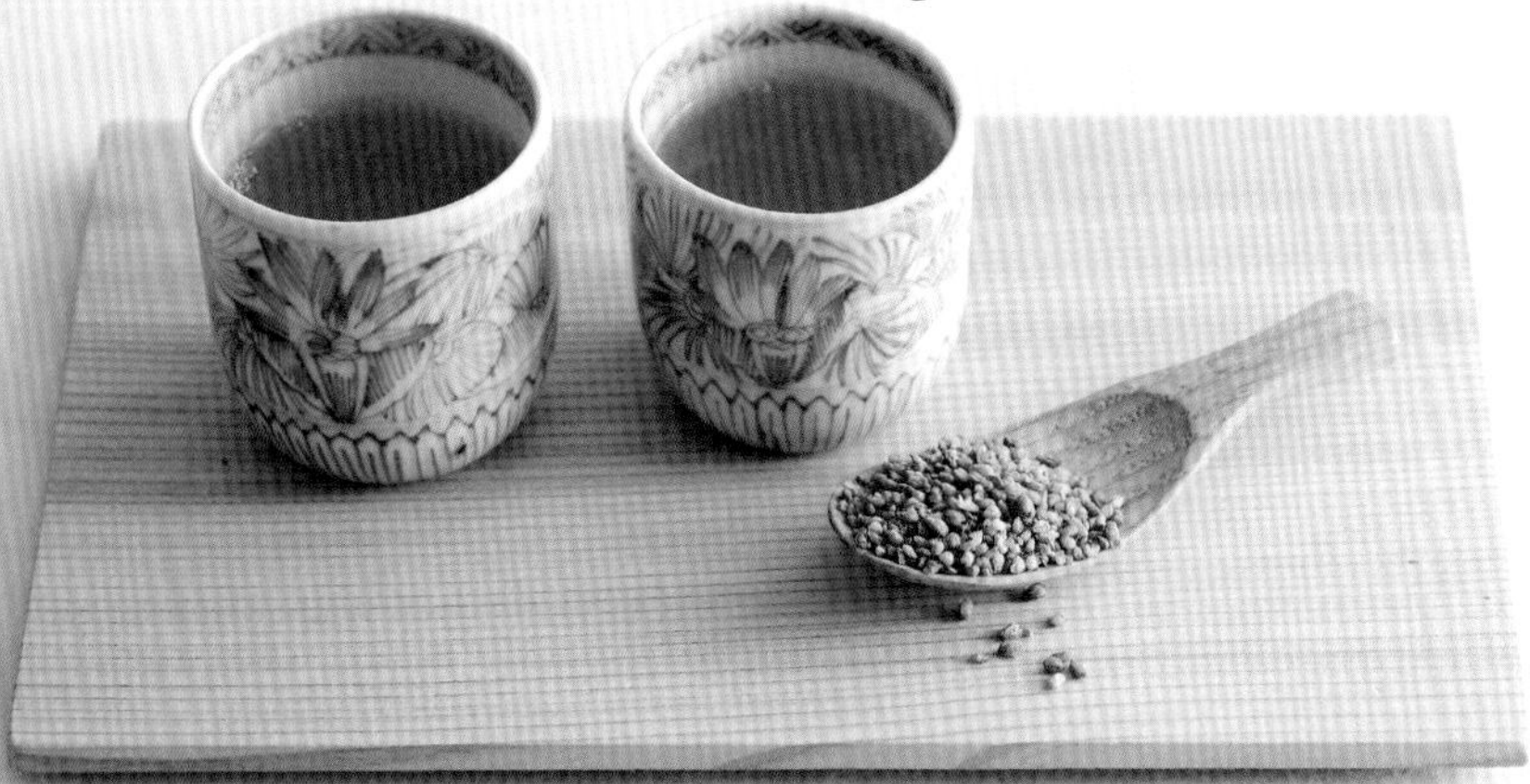

そばの実をいったそば茶は、いることで火が入るため、そばの寒性の性質が平性に。カフェインも含まれないため、食中茶として子どもから大人まで幅広く飲めるお茶です。

そばには脾を養って消化を助ける働きがあるほか、豊富な食物繊維が腸内環境を整えてコレステロールの排出を促してくれます。

また、そばに多く含まれるルチンは、血管を強くし、高血圧の改善にも有効。生活習慣病予防にもってこい。ただ、このルチン、水溶性のため、ゆでると水に成分が溶け出してしまいます。そばを食べるときは、最後にそば湯を飲んで補いますが、そば茶なら、お湯に溶け出た成分も手軽に摂取でき、お湯でふやけたそばの実も食べられるので、そばの薬効を丸ごと取り入れられます。

## ＋黒豆

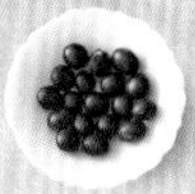

### ダブルでアンチエイジング

そばの実で気を、黒豆で血を補い、また、そばの抗酸化作用に、老化にかかわる腎を助ける黒豆の効能が加わって、アンチエイジングにもよい取り合わせ。どちらも実まで食べられます。

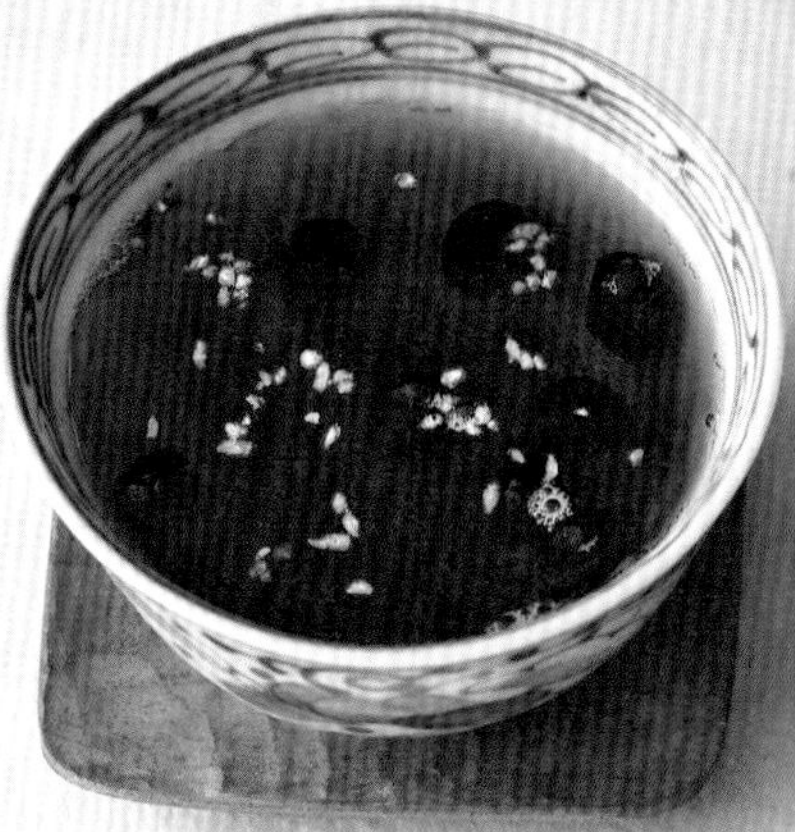

**材料と作り方**

①カップにいった黒豆大さじ１とそば茶のそばの実大さじ２を入れ、熱湯200mℓを注ぐ。
②ふたをして２～３分蒸らしてかき混ぜる。
※黒豆もそばの実も最後に食べる。

## そば茶＋１食材で効果アップ

## ＋おろししょうが

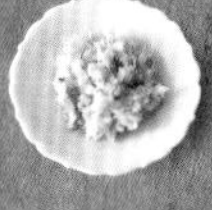

### 気をめぐらしイライラ解消

胃腸を助けるしょうがの力が、そばの消化促進力をサポート。しょうがは気のめぐりも促すため、イライラしたときにもおすすめ。しょうゆを少したらせば、お吸い物がわりにもなります。

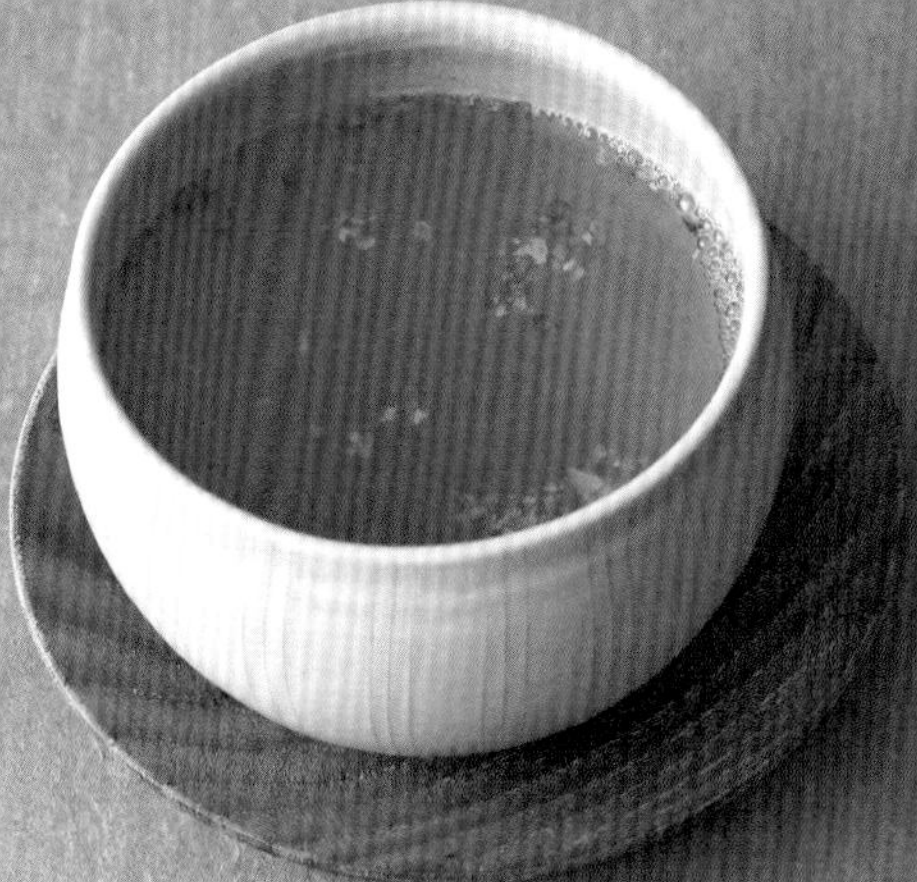

**材料と作り方**

①カップにそば茶のそばの実大さじ１を入れ、熱湯150mℓを注ぎ、おろししょうが小さじ1/2を加えて混ぜる。
②ふたをして３分ほど蒸らす。

# アンチエイジングに

# 黒豆茶

生命エネルギーの源。
腎の気を養う

性質　平性

体質　陰虚・血虚　瘀血・水毒

季節　通年

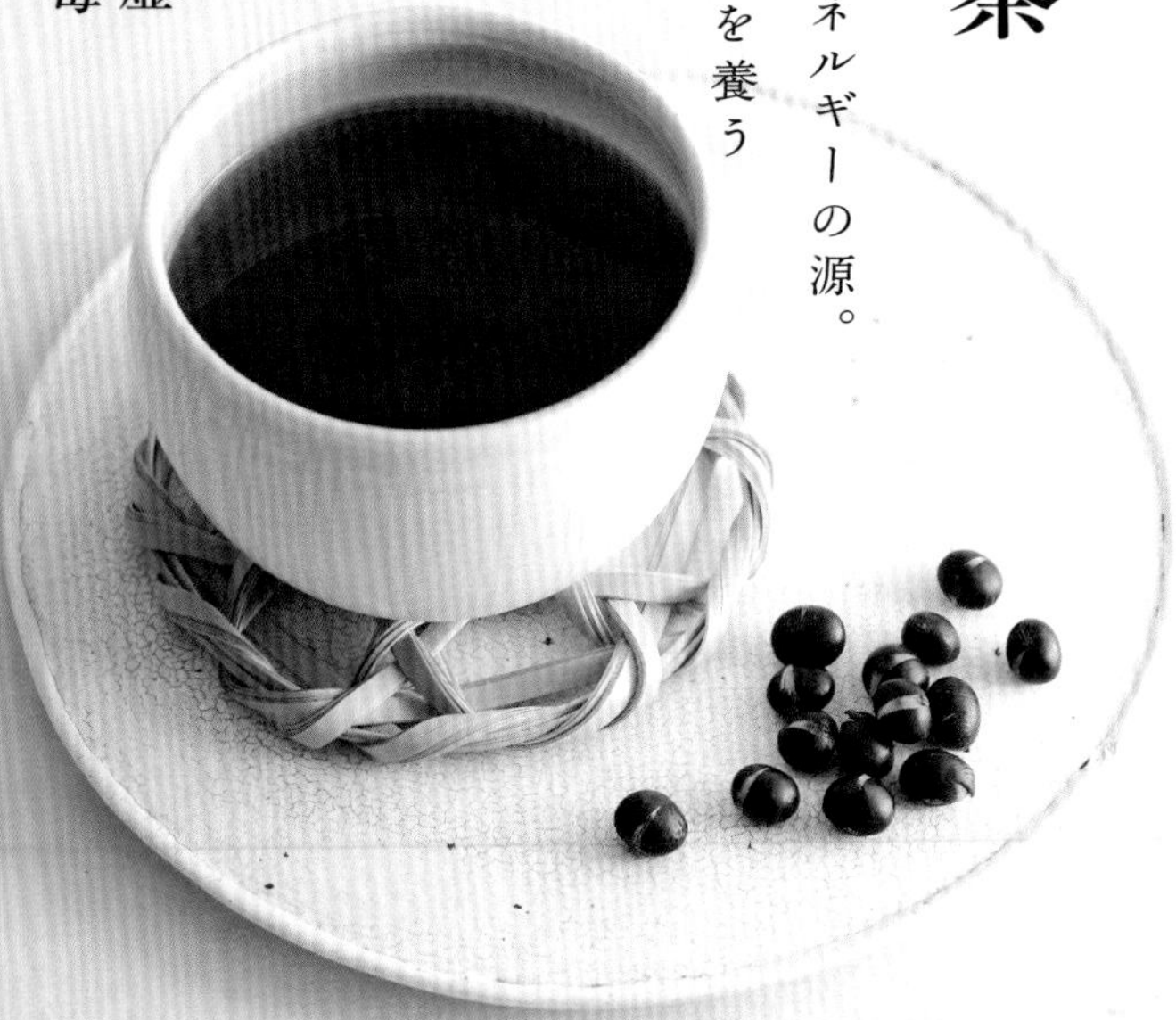

薬膳では、黒い食材は腎の気を養うと考えますが、黒食材の代表格が黒豆です。腎は生命エネルギーをつかさどる臓で、腎の衰えは老化を意味します。つまり、アンチエイジングには腎を養うことがとても重要。

腎は水分代謝も担いますが、黒豆には余分な水分を排出する働きもあり、むくみのある人にもおすすめ。

黒豆の黒は、アントシアニンという色素で、ポリフェノールの一種。眼精疲労や低下した視力の回復に働くといわれています。

そのほか、高タンパクで栄養価に富み、滋養強壮によく、さらに血のめぐりを整え、胃腸の不調などの改善にも効能を発揮してくれます。

黒豆茶として市販されているものもありますが、フライパンでいった黒豆に熱湯を注いでもOK。

## ＋くるみ

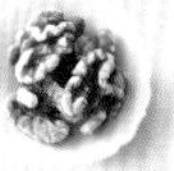

### 脳も腎も元気になる

「似類補類《にるいほるい》」といって、形の似たものは、その働きを補うと考えますが、くるみは脳と形が似ていることから健脳によいといわれます。脳と腎は関係が深い臓でもあり、アンチエイジングにぴったり。

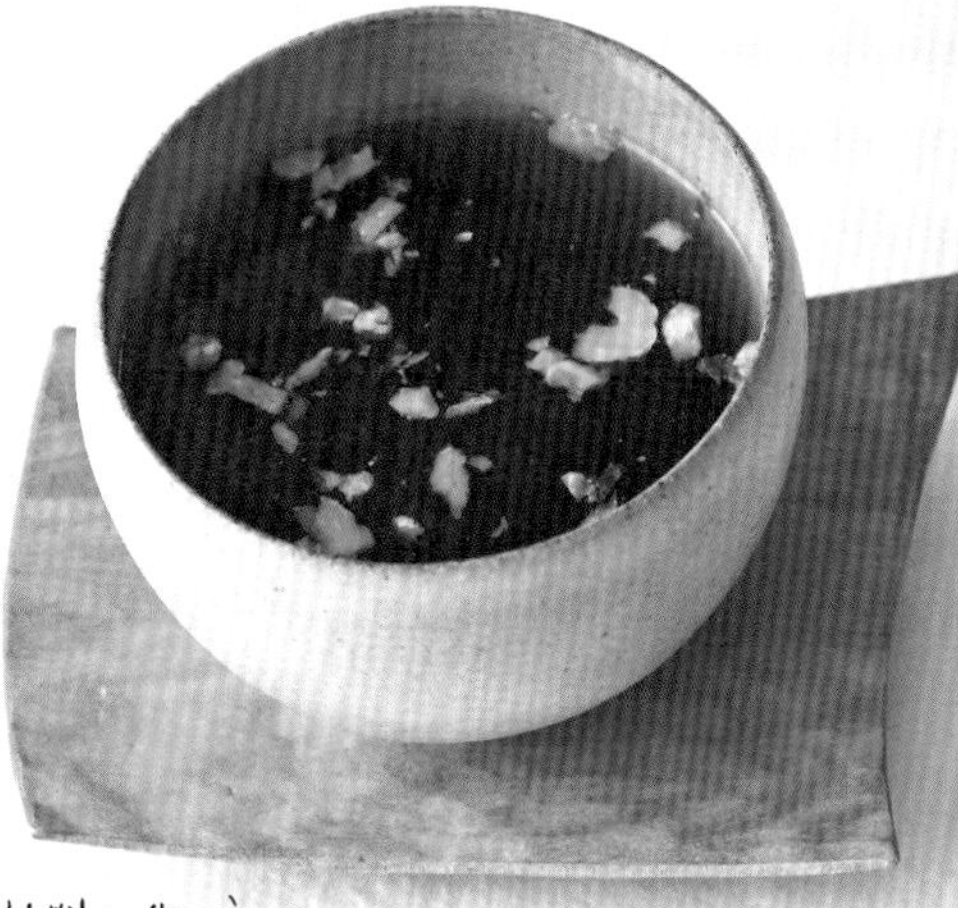

**材料と作り方**

①くるみは薄く刻む。
②カップに刻んだくるみ1〜2かけと、いった黒豆大さじ1を入れ、熱湯200㎖を注ぐ。
③ふたをして3分ほど蒸らす。
※くるみも黒豆も最後に食べる。

## ＋松の実

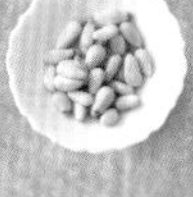

### 精を養い潤すコンビ

栄養価の高い松の実は、黒豆とともに、加齢で減少する腎の精気を養ってくれます。また、松の実は肺を潤す白食材で、腎が弱る冬の乾燥から体を守り、空咳や便秘の解消に働きます。

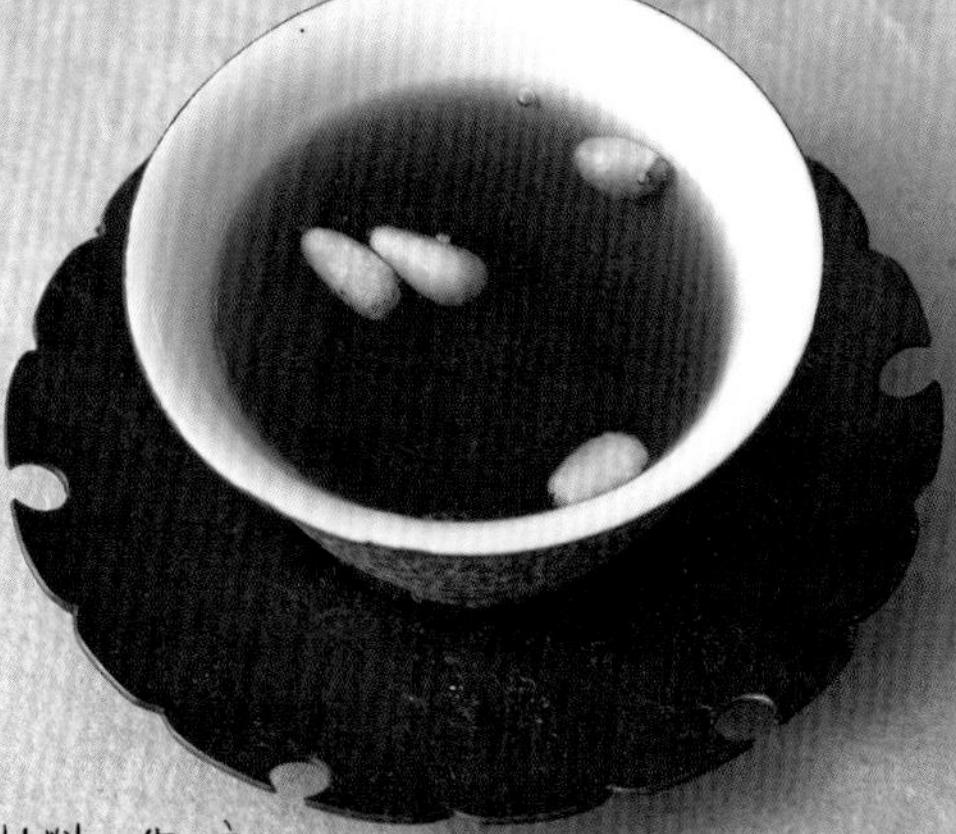

**材料と作り方**

①カップに松の実小さじ1と、いった黒豆大さじ1を入れて、熱湯200㎖を注ぐ。
②ふたをして3分ほど蒸らす。
※松の実も黒豆も最後に食べる。

アンチエイジングに

# クコの実茶

楊貴妃も好んだ
不老長寿の薬

性質 平性
体質 陰虚・血虚
季節 通年

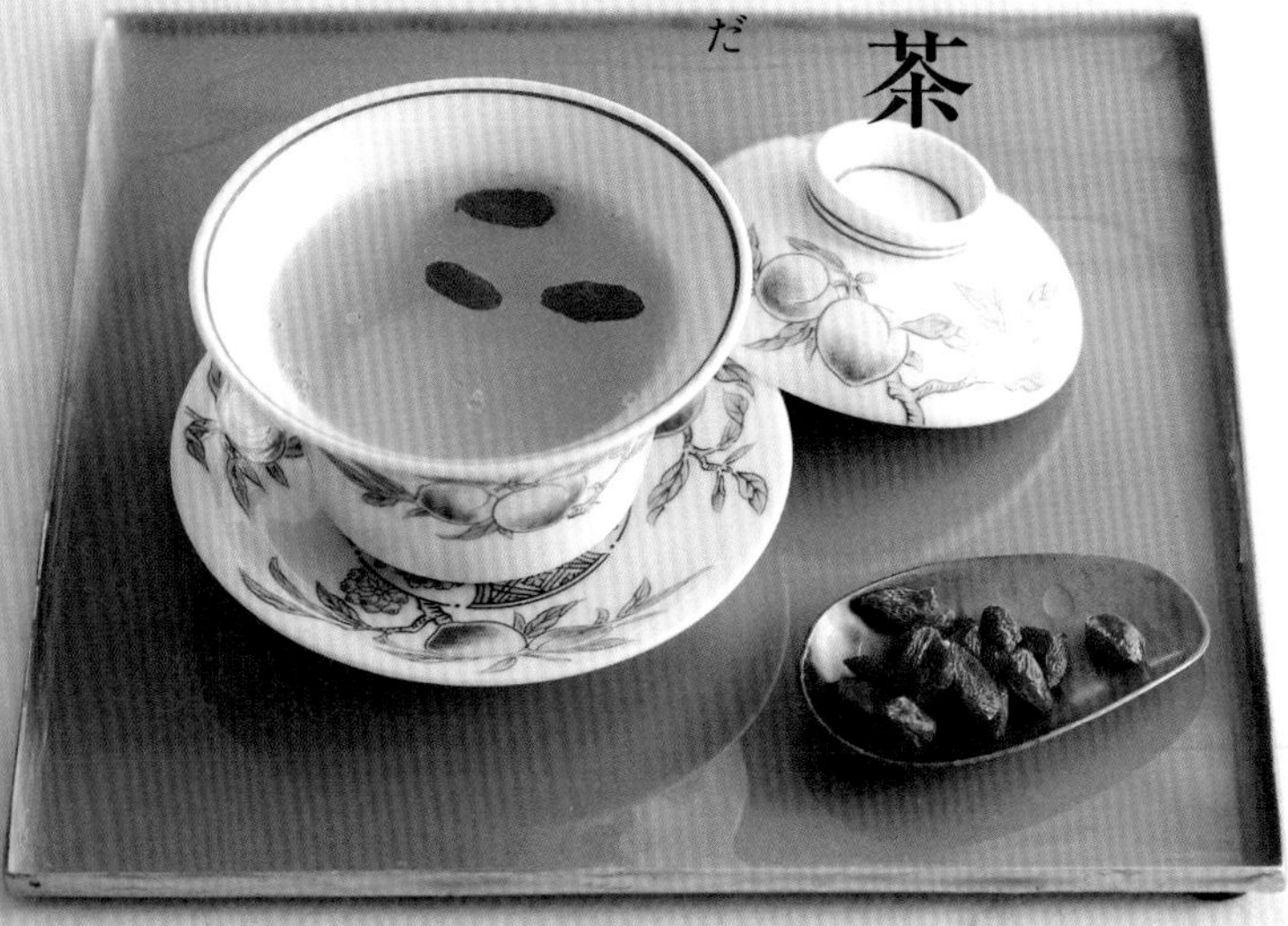

世界三大美女のひとり・楊貴妃も毎日食べたといわれ、中国では不老長寿の薬として珍重されてきたクコの実。最近ではスーパーフードのゴジベリーとしても話題です。

赤い色からイメージするとおり、血を補い、肝・腎を助けて老化をゆるやかにする働きがあるといいます。血を養うことで血行がよくなり、美肌効果もあるほか、更年期症状のほてりなど陰虚の症状を抑え、肝の働きをよくすることで、肝とのかかわりの深い目の不調を改善します。

薬効をしっかり取り入れるには、お茶で成分を抽出するのがおすすめ。クコの実はお湯で表面をさっと洗ってから、カップに小さじ2を入れ、熱湯200mlを注いでふたをし、3分ほど蒸らします。ふやけたクコの実は最後に食べましょう。

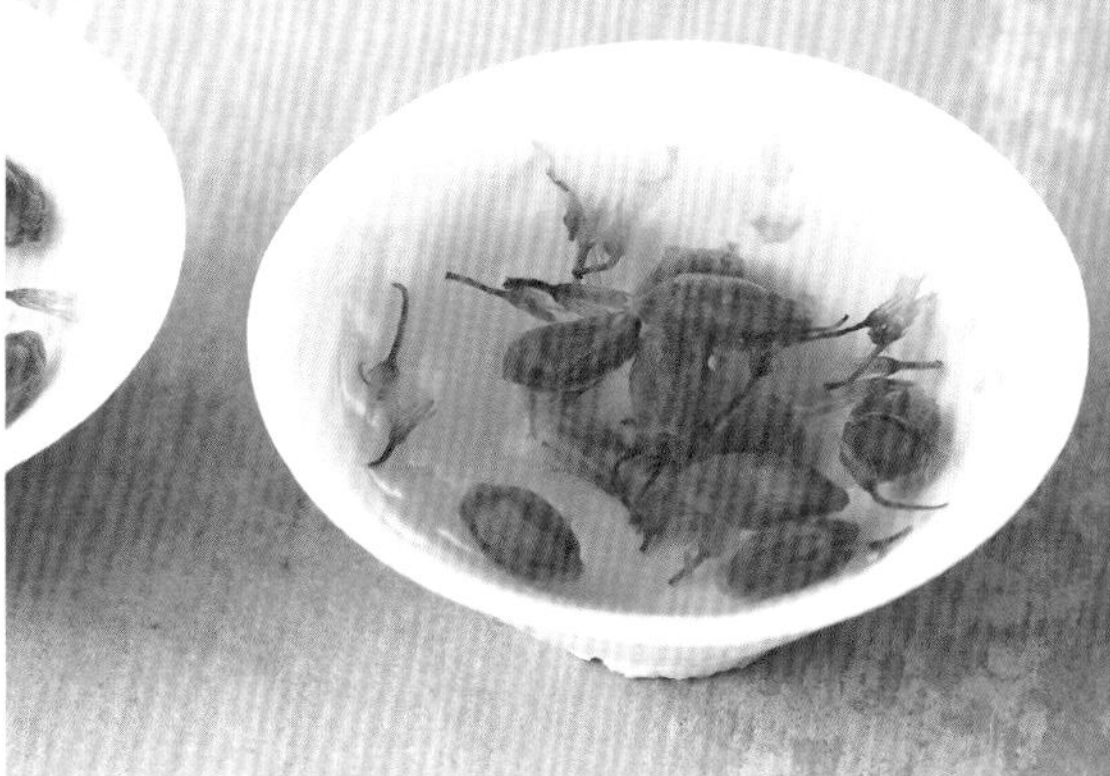

## ＋紅花

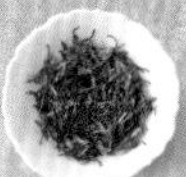

### 月経中の痛みに

紅花は血のめぐりをよくする働きにたけた食材。血の滞りで発生する月経痛などの痛み緩和に有効です。ただし、血流促進効果が強いため、妊娠中、月経過多、出血のある人はとらないで。

#### 材料と作り方

①ティーポットに紅花小さじ１を入れ、熱湯400mℓを注ぎ、3分ほど蒸らす。
②カップにお湯で洗ったクコの実大さじ１を入れ、①を注ぎ、ふたをして１分ほど蒸らす。

# クコの実茶＋１食材で効果アップ

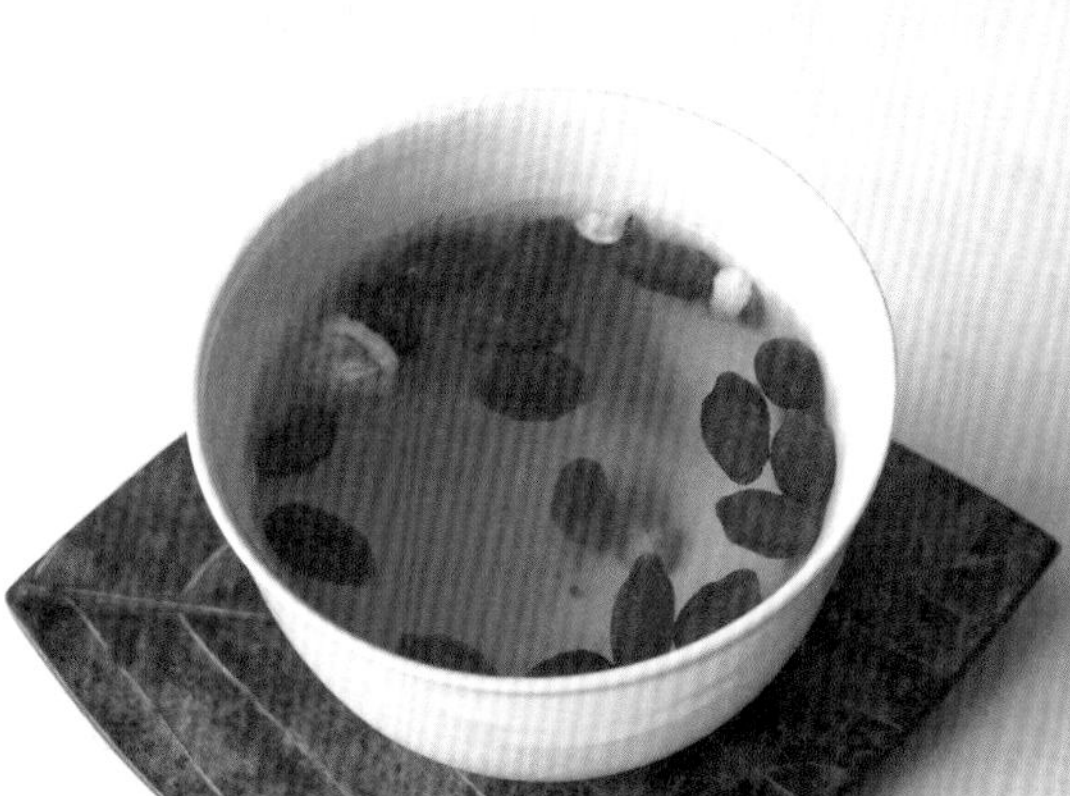

## ＋薬用西洋人参

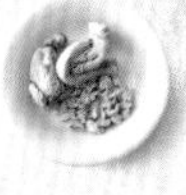

### 更年期の不調に

クコの実には陰を補う働きが、薬用西洋人参には気と陰を養う作用があり、陰のバランスが崩れることで起こる更年期の不調によい組み合わせ。薬用西洋人参の脾の気を補う力で元気も回復。

#### 材料と作り方

①ティーポットに刻んだ薬用西洋人参２〜３gと、お湯で洗ったクコの実大さじ１を入れ、熱湯300〜400mℓを注ぐ。
②５分ほど蒸らす。

コラム3

# 目でも楽しむ八宝茶

八宝茶は、茶葉に限らず、体によい素材をブレンドした、中国伝統のお茶のひとつです。

もともとは、茶葉が貴重な地域で、花や果実などを入れて作られたといわれ、今では中国で広く親しまれ、各家庭ごとにレシピがあるといいます。

八宝とは、たくさんのいいものという意味で、必ずしも8種類がブレンドされているわけではありません。

よく使われるものは、ナツメ、クコの実、さんざし、竜眼などの実もの、菊花やローズなどの花、くるみなどの木の実、干しぶどうなどのドライフルーツ。茶葉は入っているものもあれば、入っていないものも。氷砂糖が入っていることが多いのが特徴です。

最近は市販されているものも多く、効能別や、花を集めたもの、実をメインにしたものなどさまざまです。

見た目が華やかなので、中国では、お祝い事の集まりで供されることが多いといいます。

目でも楽しめるよう、ガラスの茶器で淹れるのがおすすめ。来客のおもてなしはもちろん、気分が落ち込んだときや、がんばった自分へのご褒美などにも。こころを元気にしてくれます。

見た目が華やかで、お祝いの席にもぴったりの八宝茶。下：ナツメ、クコの実、百合根など実ものが入った八宝茶、中：小菊、バラなど花がメインの八宝茶、上：ドライフルーツをメインにした八宝茶。

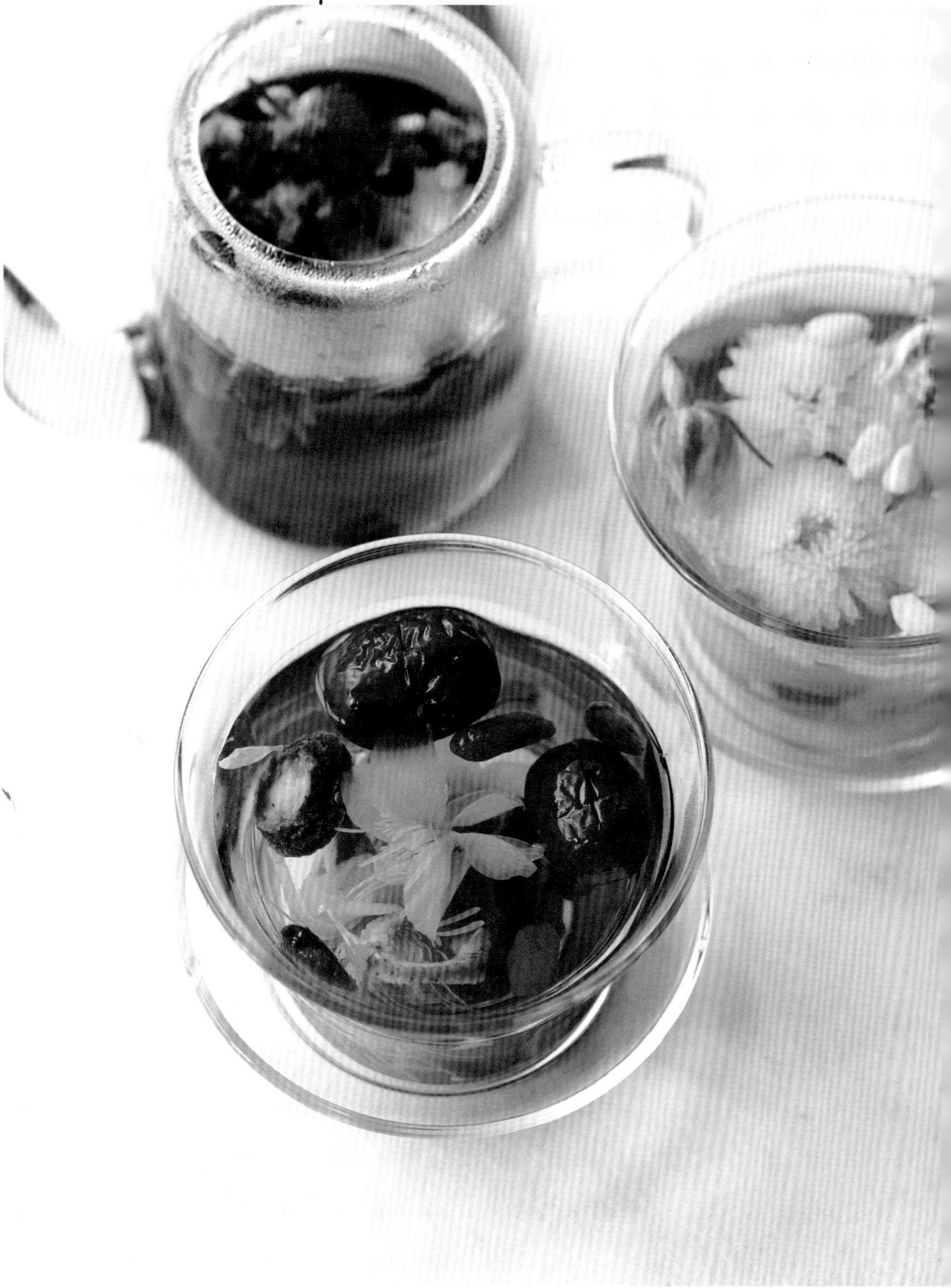

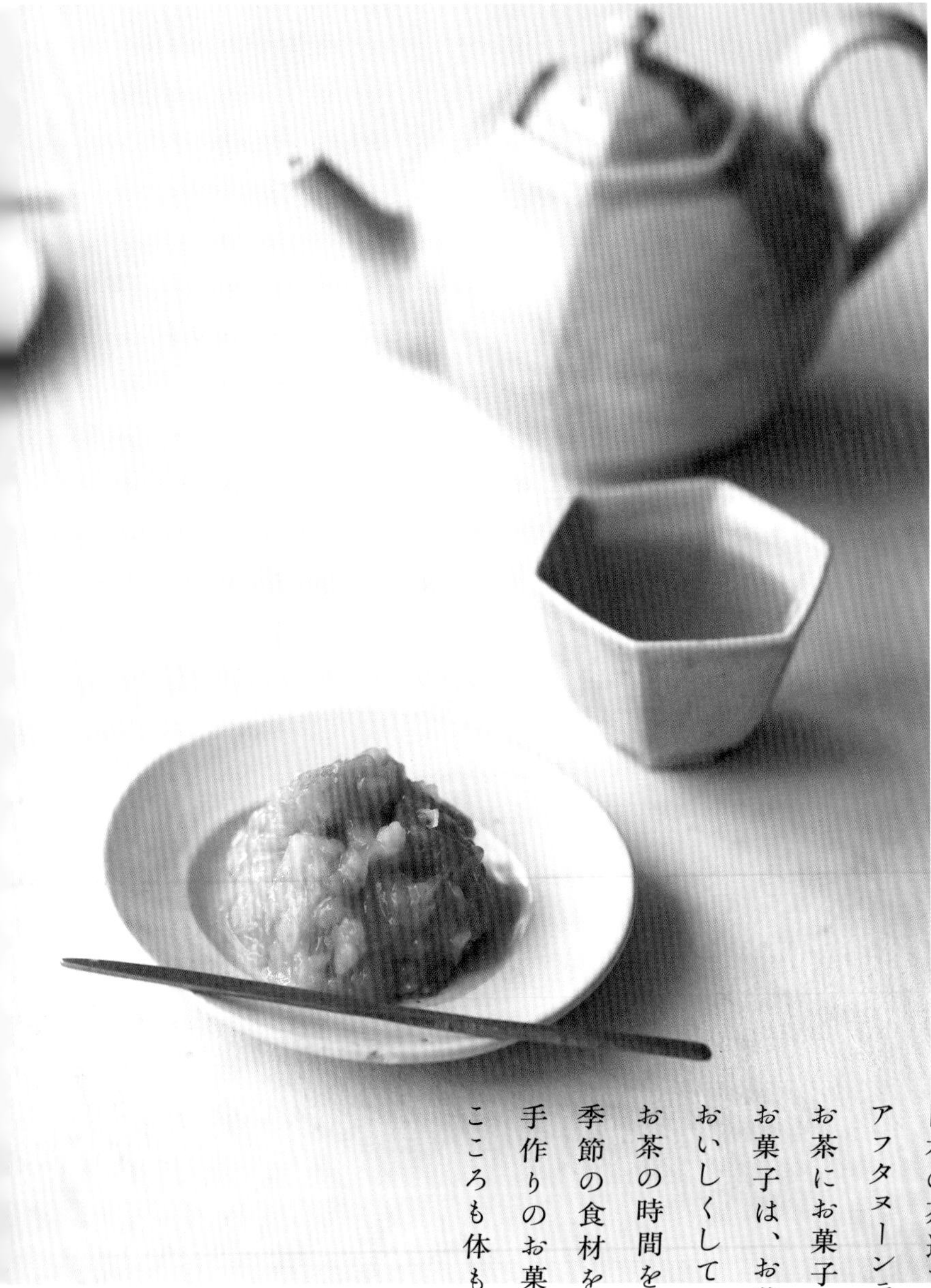

日本の茶道でも、イギリスの
アフタヌーンティーでも
お茶にお菓子はつきもの。
お菓子は、お茶の効能を高め、
おいしくしてくれるだけでなく、
お茶の時間を豊かにするもの。
季節の食材を使った
手作りのお菓子を合わせれば、
こころも体も満たされます。

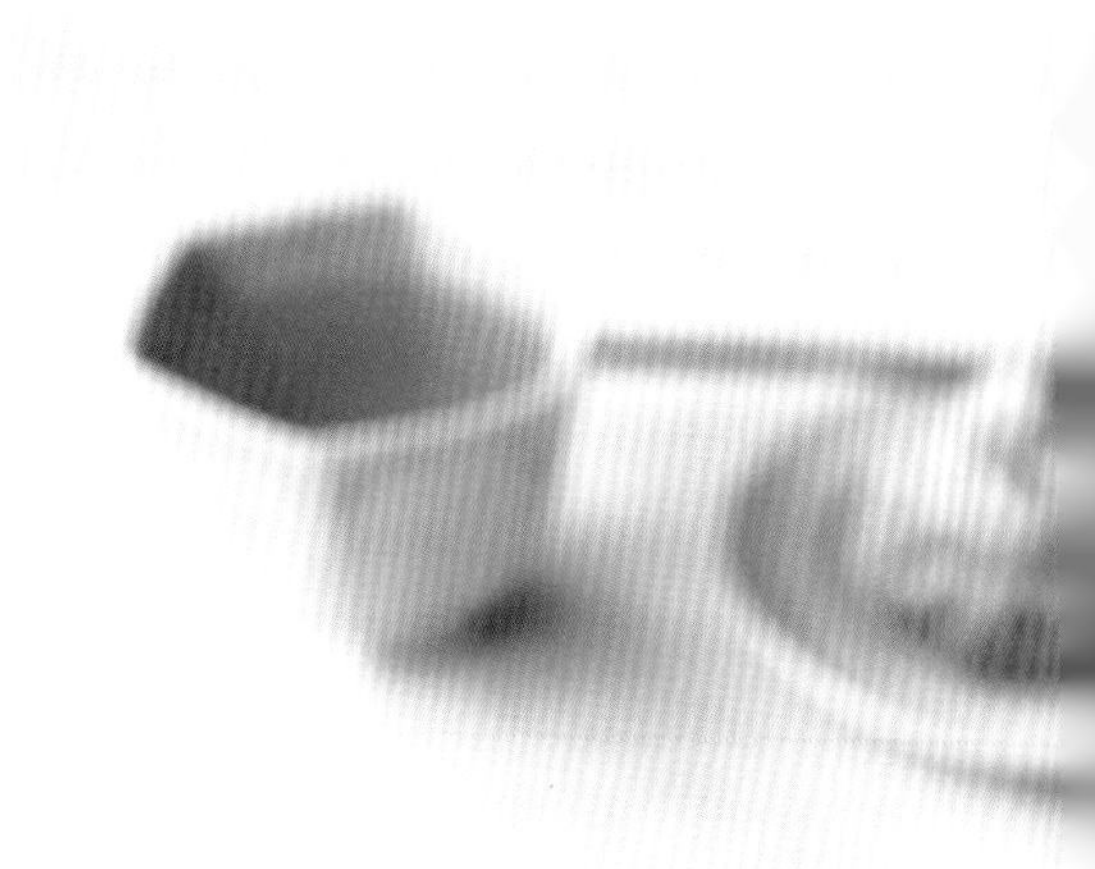

# パート3 心身をいたわる季節の茶菓子

—春—
桜の花のゼリー

—梅雨—
白いんげん豆と杏の甘煮

—夏—
緑豆とすいかの冷やし汁粉風

—秋—
干し芋と酒粕のサンド

—冬—
ナツメの赤ワイン煮

# 薬膳でのお茶とお菓子の関係

お茶を楽しむとき、私はちょっと甘いものが欲しくなります。

甘いものは、悪者にされがちですが、漢方では甘味は脾を補うとされ、こころや体の痛みを和らげるといわれています。もちろん、食べすぎはよくありませんが、気分を落ち着かせて、ストレスを緩和する働きがあるのです。

お茶でちょっとひと息、というときは、きっとイライラしていたり、ストレスを感じているときでしょう。そんなとき、お茶に添えられたお菓子は、まさに本領発揮。

また、お茶にはカフェインが含まれるものも多く、お菓子には胃を保護する役目もあります。

とはいえ、市販のお菓子は糖分や脂肪分が気になるところです。そこで、旬の果物や、日本で伝統的に使われてきた豆などを活用した、かんたんなレシピをご紹介します。甘さ控えめでもおいしく、体によいお菓子ができあがります。

—春—

# 桜の花のゼリー

春の色合いを
目でも楽しむ

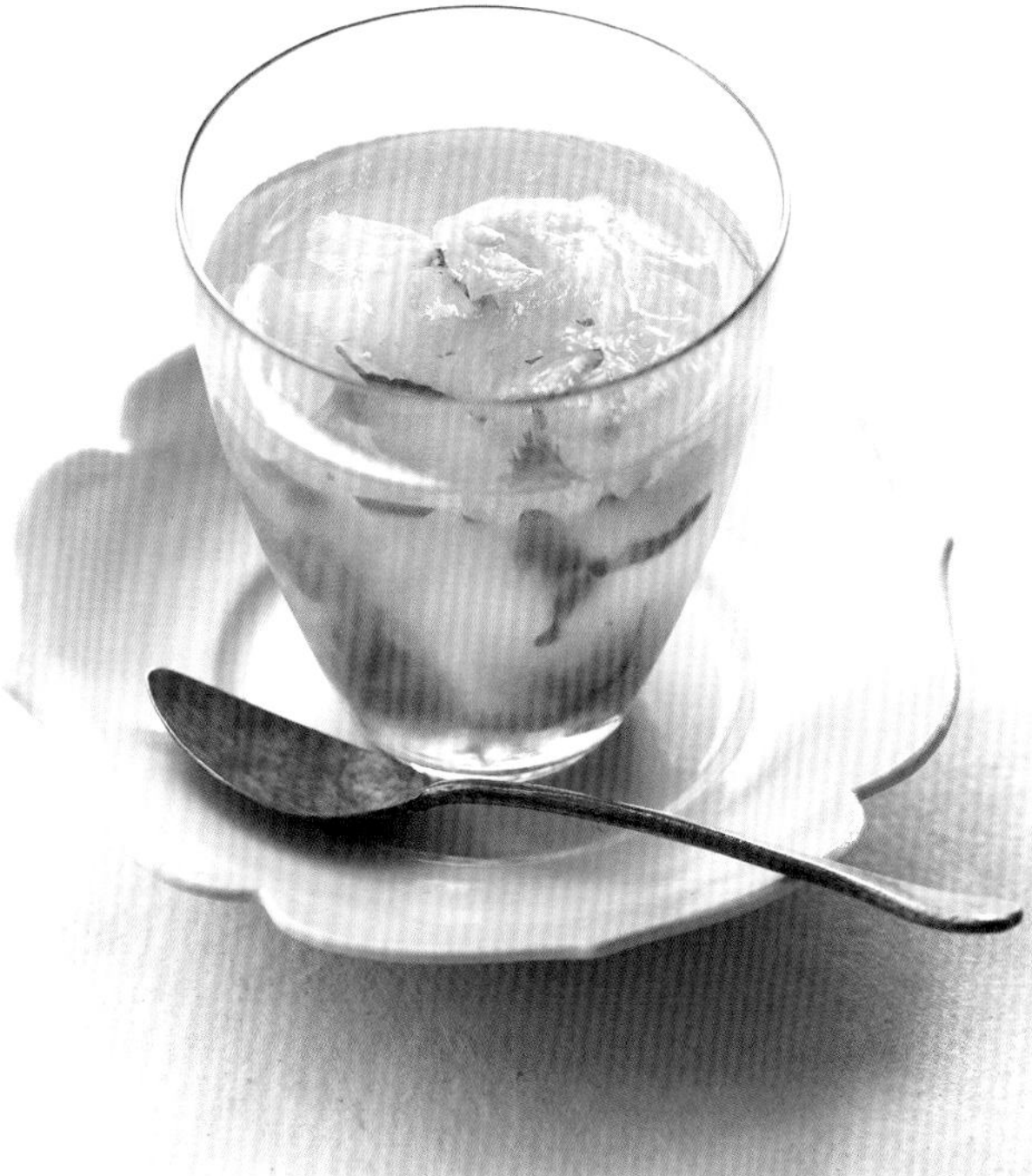

**材料**（2～3人分）

桜の花の塩漬け……10g（約6輪）

**A** 湯……150mℓ

グラニュー糖……大さじ2

白ワイン……150mℓ

粉ゼラチン……5g

**作り方**

**1** 桜の花をたっぷりの水に浸して塩分を抜く。

**2** 鍋に**A**を入れて混ぜ合わせ、中火にかけてグラニュー糖を溶かす。沸騰したら火を止め、ゼラチンをふり入れて混ぜながら溶かす。

**3** **1**の水気を絞り、**2**に加えて泳がせる。

**4** ボウルに氷水を入れ、**3**の鍋底を浸してゴムべらでときどき混ぜて冷やしながら、竹串で桜の花を開かせる。ややとろみがついたら、ゼリー液を水でぬらした器に入れて、冷蔵庫で冷やし固める。

—梅雨—

# 白いんげん豆と杏の甘煮

体の余分な
湿気とりに

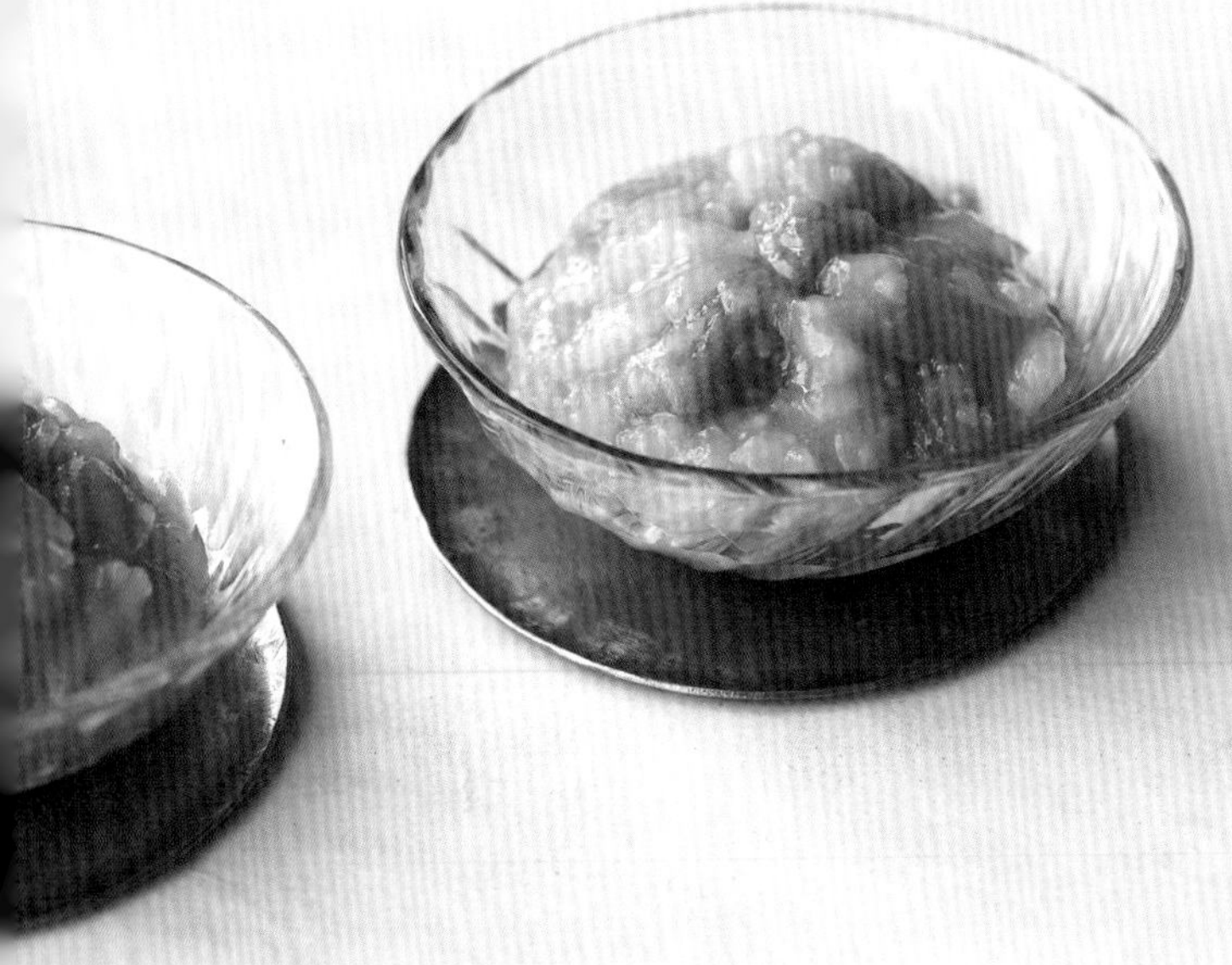

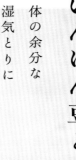

**材料**（2人分）
干し杏……4個
白いんげん豆（水煮）……2/3カップ
グラニュー糖……30g
水……1/4カップ

**作り方**
**1** 杏は、ぬるま湯でさっと表面を洗い、4等分に切る。
**2** 鍋に材料をすべて入れて混ぜ、中火にかける。
**3** 水分がほぼなくなってきたら、マッシャーなどで白いんげん豆を半分ほどつぶす。
**4** 火からおろして冷まし、器に盛る。

一夏一

# 緑豆とすいかの冷やし汁粉風

体熱をとって
乾きを癒やす

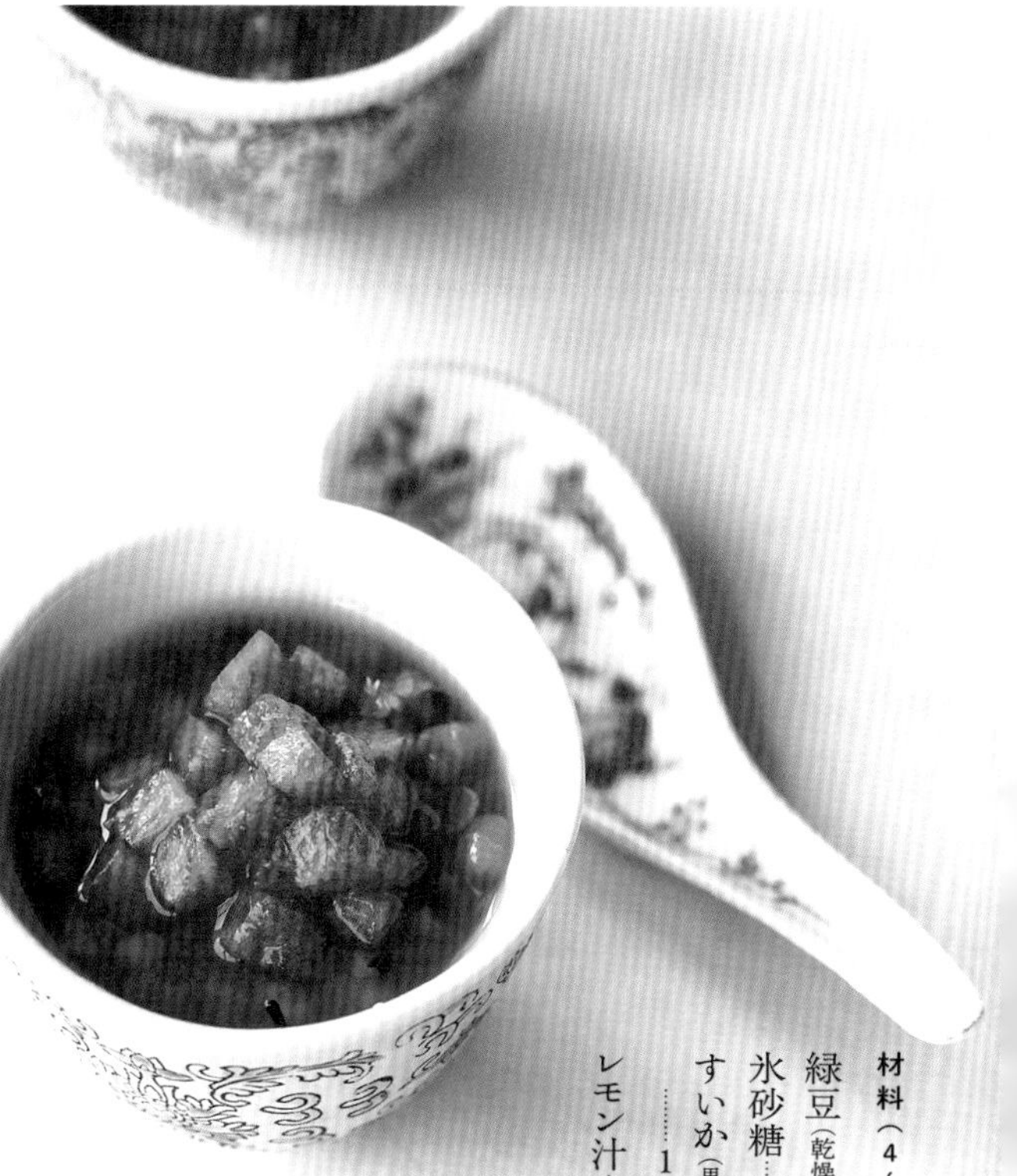

**材料**（4～6人分）

緑豆（乾燥）……1/2カップ
氷砂糖……120g
すいか（果肉のみ）……150g
レモン汁……大さじ1

**作り方**

**1** 緑豆は洗って3倍量の水に1時間ほど浸し、中火にかけ、沸騰したら弱火にして20～30分、やわらかくなるまで煮る。

**2** **1**に氷砂糖を加え、溶けたら火を止めて冷ます。煮ているときに、水分が足りないようであれば途中で足す。煮上がったときに、水分がヒタヒタの状態がベスト。

**3** すいかは種を取り除いて8㎜角に切り、ボウルに入れてレモン汁と混ぜ合わせる。

**4** **2**が冷めたら、器に七分目まで盛り、**3**を大さじ1ほどのせる。

—秋—

# 干し芋と酒粕のサンド

干し芋で
天の気をいただく

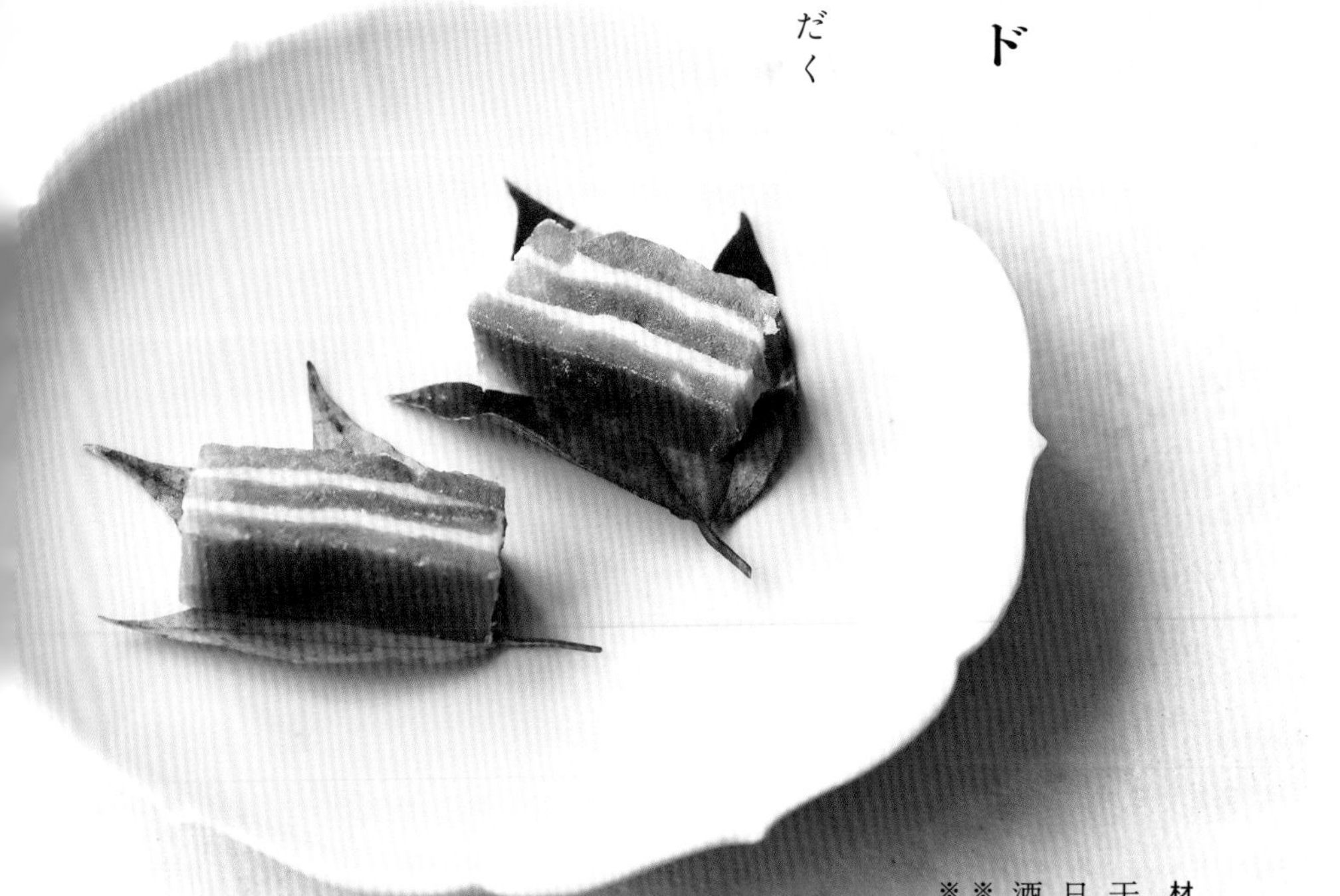

**材料（2〜3人分）**

干し芋（長さ約10㎝、幅4〜5㎝）……3枚
日本酒……適量
酒粕（板）……80g
※干し芋はやわらかいものがベター。
※干し芋のかわりに干し柿で作ってもおいしい。

**作り方**

**1**　干し芋の両面に日本酒を塗る。酒粕はボウルに入れてゴムべらで練り、やわらかくする。
**2**　ラップを敷いて、干し芋を1枚置き、酒粕の半量を塗る。
**3**　**2**に干し芋を重ね、残りの酒粕を塗り重ね、干し芋をのせる。
**4**　**3**をラップできっちりと包み、冷蔵庫で1時間ほどおく。
**5**　食べやすい大きさに切り、器に盛る。

—冬—

# ナツメの赤ワイン煮

冬に不足しがちな
気・血を補う

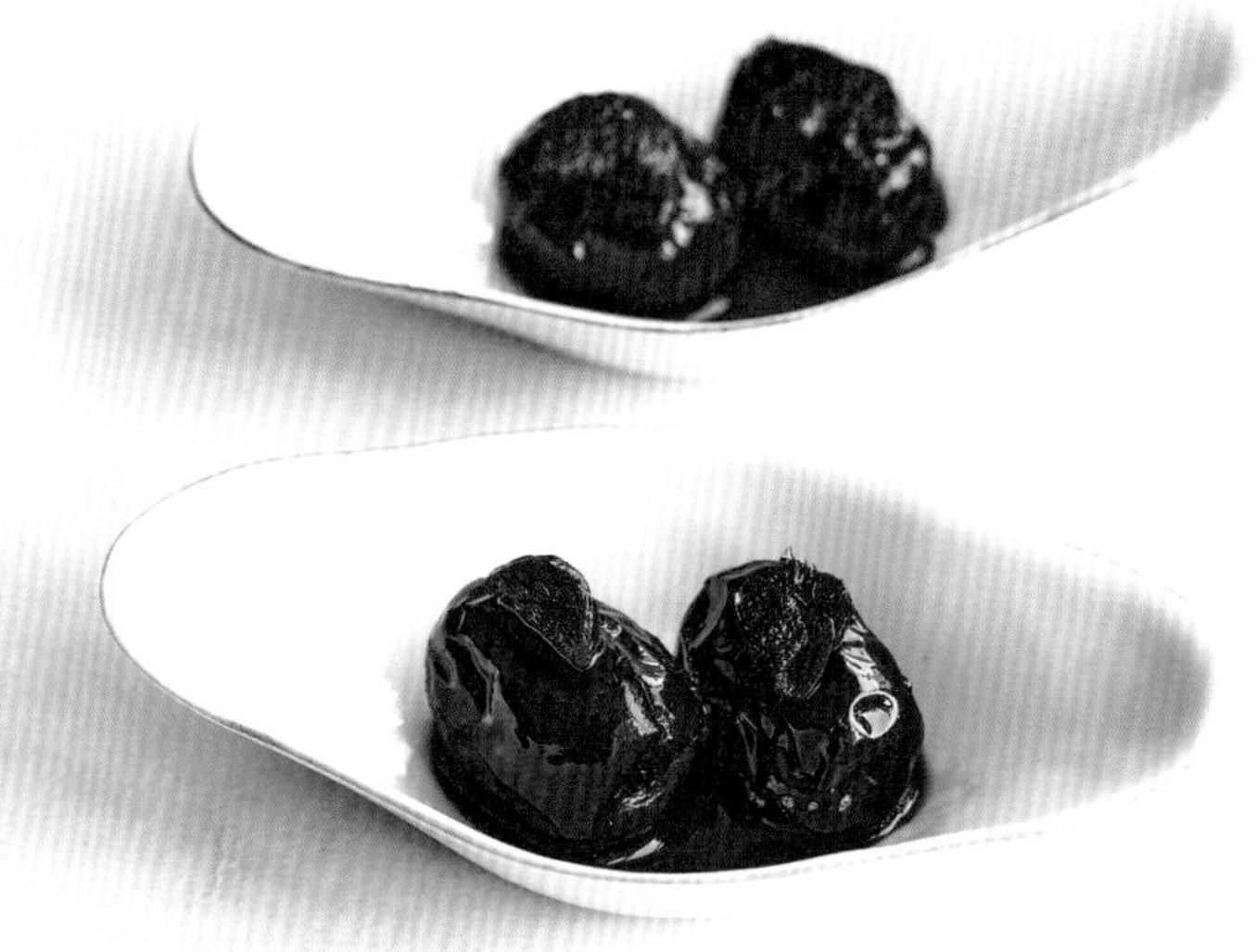

**材料（作りやすい分量）**

ナツメ（大きめのもの）……10個
赤ワイン……150㎖
水……150㎖
きび砂糖……大さじ2
しょうが（2㎝四方の薄切り）……10枚

**作り方**

**1** ナツメはお湯で表面をさっと洗い、水気を拭く。

**2** 鍋に赤ワインと水、きび砂糖、しょうがを入れて中火にかける。

**3** きび砂糖が溶けたら、ナツメを加えて10分ほど煮る。そのまま常温まで冷ます。

**4** 粗熱がとれたら、保存容器に入れ、煮汁に浸るようにして30分ほどおく。

**5** 器にナツメを盛り、しょうが少々を添える。

## ＋1食材の性質と合う体質一覧

この本で登場するプラス1食材をまとめました。
性質／体質と働きがわかります。

### あ

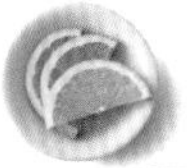

**オレンジ**
涼性／気滞・瘀血
熱をとり、気をめぐらせる。

### か

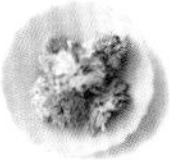

**菊花**（きっか）
微寒性／陰虚・陽熱
熱をとり、目の不調を解決。

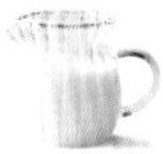

**牛乳**
平性／陰虚・血虚
体を潤し、イライラも解消。

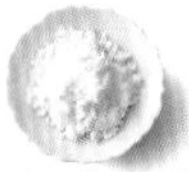

**杏仁霜**（きょうにんそう）
平性／陰虚・気虚
咳を鎮め、腸や肺を潤す。

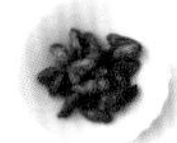

**クコの実**
平性／陰虚・血虚
目の不調改善、老化防止に。

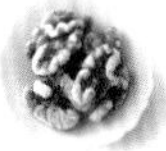

**くるみ**
温性／陽虚・陰虚・気虚
脳を活性化して、腸を潤す。

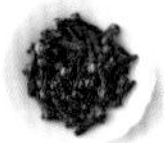

**クローブ**
温性／陽虚
胃を活発にし、抗菌にも。

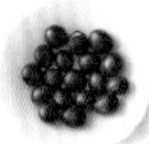

**黒豆**
平性／陰虚・血虚・瘀血・水毒
老化防止やむくみ予防に。

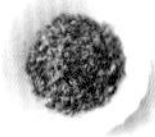

**桂花**（けいか）
温性／気滞
むくみ解消や咳・痰の改善。

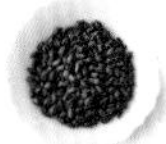

**決明子**（けつめいし）
微寒性／気滞・陽熱・陰虚
熱をとり、頭痛、高血圧などに有効。

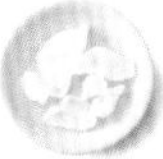

**氷砂糖**
涼性／気滞
肺を潤し、空咳や痰を解消。

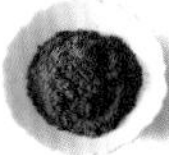

**ココア**
涼性／気虚・陽虚・瘀血
疲労回復に。抗酸化、整腸作用もあり。

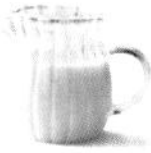

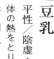

**ココナッツミルク**
平性／気虚・陰虚
利尿作用、のどを潤す。

### さ

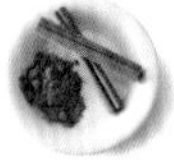

**シナモン**
熱性／陽虚・水毒
体を温め、内臓を活性化。

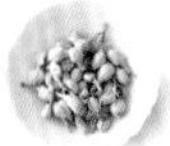

**ジャスミン**
温性（ジャスミン茶の場合は涼・平性）／気滞
イライラを解消し、集中力をアップ。

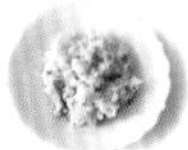

**しょうが**
温性／気滞・陽虚・気虚・水毒
温め、めぐらす、発散作用が。

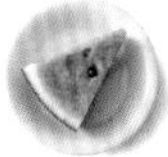

**すいか**
寒性／陽熱・陰虚・水毒
熱をとり、むくみを改善。

### た

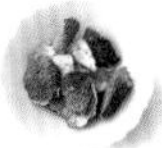

**陳皮**（ちんぴ）
温性／気滞・水毒
胃腸を元気にして、イライラを解消。

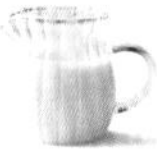

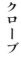

**豆乳**
平性／陰虚・陽熱
体の熱をとり、咳を解消し、体を潤す。

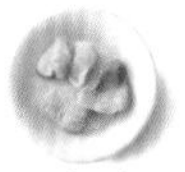

**ドライパイナップル**

平性／陰虚・陽熱

熱をとり、消化不良や便秘を解消。

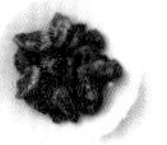

**ドライベリー**

平性／血虚・瘀血

血を補って血行を促進、抗酸化作用もあり。

## な

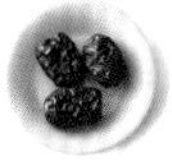

**ナツメ**

微温性／気虚・血虚・陽虚

気と血を補い、滋養強壮に。

## は

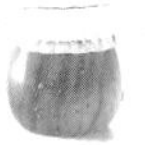

**はちみつ**

平性／陰虚・気虚

肺と腸を潤し、美肌・便秘改善に。

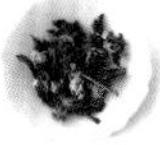

**ブルーマロウ**

涼性／陰虚・陽熱

のどの粘膜を守る。

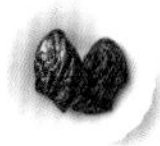

**プルーン**

平性／血虚・瘀血

血を補って、冷えや便秘を改善する。

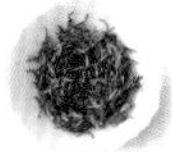

**紅花**（べにばな）

温性／瘀血

月経不調や更年期症状に。

## ま

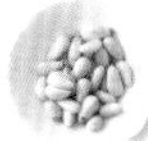

**松の実**

温性／陰虚・瘀血

体を潤し、アンチエイジングにも有効。

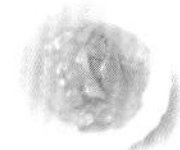

**マーマレード**（オレンジ）

涼性／気滞

イライラ解消、リフレッシュに効果的。

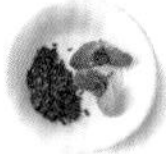

**ミント**

涼性／気滞・陽熱・陰虚・瘀血

熱をとり、のどの痛みを改善する。

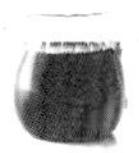

**メープルシロップ**

平性／気虚

肺と腸を潤し、咳を鎮め、便秘を改善。

## や

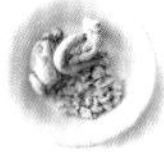

**薬用西洋人参**（やくようせいようにんじん）

寒性／陰虚・気虚

気と陰、脾の気を養う。

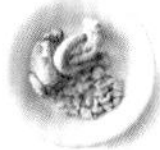

**薬用人参**

平性／気虚・血虚

疲労回復、血行促進に。整腸作用も。

**ゆず茶**

寒性／気滞

のどを潤し、風邪予防に。

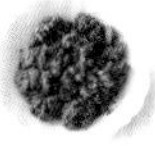

**よもぎ**

温性／瘀血・気滞・陽虚

体を温め冷えを解消。血行促進にも。

## ら

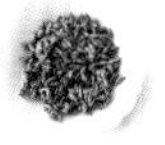

**ラベンダー**

温性／気滞

緊張を和らげ、不眠を解消。

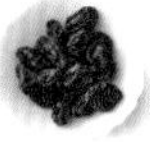

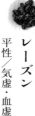

**レーズン**

平性／気虚・血虚

ストレス解消、不眠に働く。

**レモン**

平・涼性／気滞・水毒・陰虚

ストレス、消化吸収に働く。

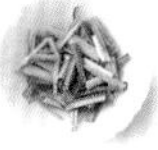

**レモングラス**

温性／気滞・陽熱・陰虚

イライラや夏の冷えを解消。

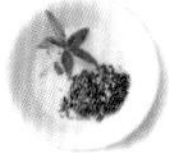

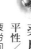

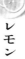

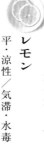

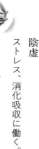

**レモンバーベナ**

不明／気滞

消化促進、免疫力アップ。

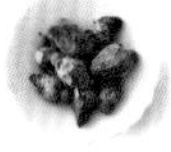

**ローズ**

温性／気滞・瘀血

月経トラブルや緊張を緩和。

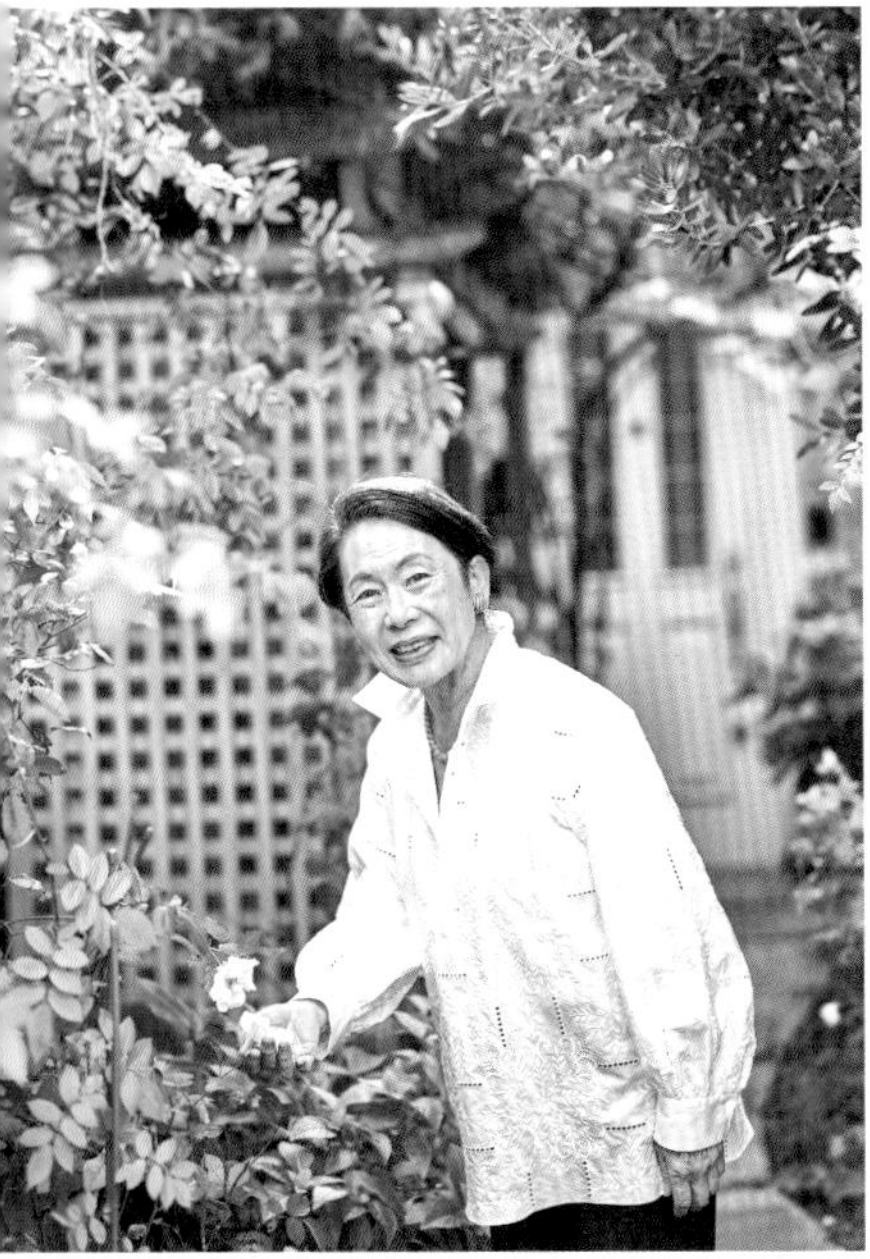

食材1つ足すだけ
# お茶でかんたん 飲む薬膳

2024年3月20日　第1刷発行

著者　植木もも子

発行者　木下春雄

発行所　一般社団法人 家の光協会
〒162-8448
東京都新宿区市谷船河原町11
電話　03-3266-9029（販売）
　　　03-3266-9028（編集）
振替　00150-1-4724

印刷・製本　図書印刷株式会社

乱丁・落丁本はお取り替えいたします。
定価はカバーに表示してあります。

ISBN 978-4-259-56790-3 C0077

## 植木もも子《うえき・ももこ》

管理栄養士、国際中医師、国際中医薬膳管理師、コミュニティクラブたまがわ講師。「おいしく、賢く、楽しく、健康に」をモットーに、体と心を癒やす日々のレシピを雑誌や書籍、テレビ、広告などに提供中。また、薬膳と栄養学の両方を取り入れた季節の料理教室も主宰している。若い頃からお茶が大好きで、とくに中国茶への造詣が深い。茶器のコレクションも豊富。著書に『朝10分で作れる 薬膳スープジャー弁当』『野菜のおいしい作りおき 薬膳ナムル手帖』（ともに家の光協会）、監修に『増補新版 薬膳・漢方 食材&食べ合わせ手帖』（西東社）など多数。
HP 桃花茶館
https://www.peachtreekitchen.online/
（P36・1のボトルもオンラインショップで購入できます）

デザイン　三木俊一（文京図案室）
撮影　宮濱祐美子
スタイリング　木村遥
文　時岡千尋（cocon）
編集　小島朋子
校正　安久都淳子
DTP制作　天龍社

協力　サーモス https://www.thermos.jp/
Hydro Flask　https://www.hydroflask.co.jp/
Vitantonio https://vitantonio.jp/
YouCha https://youcha.shop/

参考文献
『中医臨床のための中薬学』神戸中医学研究会編著（東洋学術出版社）
『中国伝統医学による食材効能大事典』山中一男、小池俊治編著（東洋学術出版社）
『花のもつ癒しの魅力 フラワーヒーリング図鑑』アン マッキンタイア著 飯岡美紀、バベル訳（ガイアブックス）
『食物本草』中村璋八、佐藤達全著（明徳出版社）
『黄帝内経素問上巻 現代語訳』南京中医学院編集、島田隆司訳（東洋学術出版社）
『増補新版 薬膳・漢方 食材&食べ合わせ手帖』喩静・植木もも子監修（西東社）